口腔修复理论与教育教学探索

王冬霞　著

中国纺织出版社有限公司

内 容 提 要

本书属于口腔修复方面的著作，由口腔修复学基本理论与发展、口腔修复工作准备与审美要求、常见口腔修复技术应用与分析、口腔修复临床常见并发症及护理工作等部分组成，全书以口腔修复与教育教学发展为研究对象，分析了口腔修复学教学的探索与应用，明确了现代口腔医学教育工作的改进措施与建议。对口腔修复的研究者和从业者具有一定的学习和参考价值。本书以口腔修复和教学为研究重点，还对口腔修复教学探索与应用进行了研究，并对我国现代口腔医学教育工作提出了改进措施与建议。

图书在版编目（CIP）数据

口腔修复理论与教育教学探索 / 王冬霞著 . —— 北京：中国纺织出版社有限公司，2020.7
　　ISBN 978-7-5180-7664-2

　　Ⅰ . ①口… Ⅱ . ①王… Ⅲ . ①口腔矫形学—医学教育—教育研究 Ⅳ . ① R783

中国版本图书馆 CIP 数据核字 (2020) 第 126660 号

责任编辑：赵晓红 责任校对：高 涵 责任印制：储志伟

中国纺织出版社有限公司出版发行
地址：北京市朝阳区百子湾东里 A407 号楼 邮政编码：100124
销售电话：010—67004422 传真：010—87155801
http://www.c-textilep.com
中国纺织出版社天猫旗舰店
官方微博 http://weibo.com/2119887771
三河市华晨印务有限公司 各地新华书店经销
2020 年 7 月第 1 版第 1 次印刷
开本：710×1000 1/16 印张：12.75
字数：208 千字 定价：52.00 元

前　言

随着临床医学的飞速发展，口腔医学亦日臻完善。尤其是口腔美学的确立，推动口腔修复技术不断更新和发展。在材料科学方面，一些更加合乎生理和口腔美学的修复材料不断问世和被应用，使口腔修复技术逐渐自成体系。

口腔修复学是一门特殊的学科，与其他学科的联系十分紧密，是随着基础学科发展而发展的学科，涉及的学科十分广泛，包括信息科学、生物力学、材料学、计算机科学、口腔临床学科、色彩学、化学、物理学、电学、机械加工、冶金学、微生物学、美学、铸造工艺学、循证医学等。口腔修复学是口腔医学的重要组成部分，是口腔临床医学的四大主干学科之一。口腔修复学是以研究口腔颌面部特别是牙齿缺损、缺失的病因和病理发生机理及其诊断矫治的一门学问，是研究以符合口腔解剖生理的方法，应用各种人工仿生及生物材料制成的各类修复体，修复口腔颌面部的缺损，以达到修复缺损牙齿的形态，恢复其生理功能，保证患者身心健康并提高生活质量的保健目标。

随着人们物质生活水平的提高，人类寿命延长，老龄人口增加，各类人群对口腔修复的需求也明显增加，对修复的质量提出了更高的要求。随着社会发展和科学技术的迅猛发展，口腔修复学近十年取得了长足的进步，以人工种植牙及计算机辅助设计与辅助制作为代表的口腔修复技术极大地促进了口腔修复学的发展，使口腔修复质量得到了很大的提高，从根本上改变了口腔修复的模式和人们的修复观念。口腔修复学的飞速发展，使修复医师迫切需要掌握更多的新理论、新知识、新技术和众多的相关学科的理论与技术。

本书以口腔修复和教学为研究重点，由口腔修复学基本理论与发展、口腔修复工作准备及审美要求、常见口腔修复技术应用与分析、口腔修复临床常见并发症及护理工作、口腔修复体的质量问题及应对措施等部分构成。本书还对口腔修复学教学探索与应用进行了研究，并对我国现代口腔医学教育工作提出了改进措施与建议。

王冬霞

2020 年 5 月

目　录

第一章　口腔修复学基本理论与发展

第一节　现代口腔修复学的理念

一、现代口腔修复学观念的转变

过去十年间，伴随着生命科学、应用材料学、生物医学工程、口腔技工工艺、组织工程、医院管理学等学科的飞速发展，口腔修复学在学科内的临床实践、医患关系等方面也产生了某些观念的变化。著名口腔修复学专家马轩祥教授曾结合口腔修复学未来的发展和目前临床工作中应注意的问题发表了具有远见卓识的看法，对我们具有深刻的启迪作用。

（一）修复学定义及延伸

口腔修复学——用人工装置替代缺失牙及其辅助结构的方法修复或保持口腔功能的一个牙科技术科学的分支。

（二）修复体的发展及类别

无活性的常规修复体和有活性的修复体。而且目前传统的修复形式因预防医学的发展而向新型修复体、人工活性器官方向变化。

（三）修复目标的确定

最佳咬合（口颌系统，非局部），最佳效果（非最好），最适设计（非恒定：老人，儿童，暂时），使用时限（永久，暂时，有限目标），可接受性（身体条件，就诊条件，资金，心理）。

（四）修复前的准备

全身：心理准备，生理准备。

局部：牙冠治疗，正畸治疗，牙髓治疗，牙周治疗，咬合治疗，颌外治疗，暂时性、诊断性修复，暂时冠，暂时桥，暂时义齿。

（五）修复前需矫正的几种情况

①物理治疗；②口腔医疗；③冠根比例失调；④牙长轴倾斜超过 25°；⑤间隙过小、过大，间隙集中；⑥基牙位置不良，颊舌向；⑦异常咬合；⑧远中离端缺失时；⑨强弱基牙；⑩牙龈异常的治疗（牙龈成型术、GTO 术）。

（六）修复体——人工器官

修复体应具备：①形似，神似，能似；②人体辅体，生理功能；③和谐，长效，无害；④患者接受，认可。修复体的功能应同时具备生理方面、心理方面的功能。

（七）修复治疗的变化

修复——修复——治疗——治疗——修复预防性治疗，并且以患者的要求为动因，口腔医师将被动修复转化为主动修复，患者主动治疗，而且全程体现预防观念。

（八）治疗计划

从有求才应、"牙痛医牙"到无求亦应，首诊负责制，治"已病"又治"未病"。当前计划，全程计划，终生预防治疗规划，卫生指导。通科口腔医师的认知与计划，专科口腔医师的技能。

（九）21 世纪修复医疗服务的模式

理想生物力学结构义齿，生物活性材料植入体，组织工程人工替代器官：新型人工牙、人工骨。

（十）21 世纪修复医疗服务模式

院内：坐等治疗——治疗 + 咨询 + 宣教（被动服务）。院外：社区网——预防性发现 + 计划（主动服务）。

（十一）修复治疗全过程无痛

活髓牙牙体预备：局部阻滞麻醉，牙周袋浸润麻醉，笑气全身麻醉。无刺激取印模：印模料温度适中，取印模前涂牙髓保护剂（5% 火棉胶）。戴牙前暂时冠、桥保护：间接法，直接法；减少试冠刺激痛；修复体永久黏固前的牙髓保护。

（十二）老年口腔修复原则

①无害全身健康，改善生活质量，合理承受治疗，无害；②修复目标有限，兼顾生理、心理状况，确定治疗目标；③咀嚼功能第一，基牙承受拾力，牙周状态，改善功能；④因人而异的最适设计，兼顾生活能力，保健能力；⑤动态设计，

对牙周病、拔牙的预见性，易于修理、添加人工牙；⑥便利实用，减少就诊次数，结构简单，光固化，热压形成，隐形义齿。

（十三）儿童口腔修复原则

①动态设计，分阶段修复，定期复查；②牙列缺损，减少对邻牙、基牙的束缚，必要时定期磨改；③不干扰或促进口腔发育；④不影响或促进正常牙的建立；⑤独立修复牙体缺损（不做联冠，邻接区不妨碍牙萌出、生长）。

二、口腔修复医师应具备的现代观念

作为医疗行为主体，医师们的言行和观念直接关系到患者对医院的印象，也是建立稳定而良好的医患关系的关键。时代在前进，社会在发展，人们的观念也在发生变化。人们对现代医务工作者的要求，使医疗服务的社会功能注入了新的内涵。针对前述口腔修复观念的转变，在口腔修复医疗行为过程中，口腔医师除应具备救死扶伤的人道主义观念、职业道德观念外，还应培养自己树立和具备以下观念。

（一）"以人为本、患者至上"的观念

患者是医院赖以生存的基础，是被服务的对象，在医患关系中，患者是主体。在医疗行为的全过程中，医师必须信守"以人为本、患者第一"的思想，全心全意为患者服务，急患者之所急，想患者之所想。医院工作也必须以患者为中心，从医院建筑、工作流程布局、就医环境、各种制度与管理，均应以为患者提供方便、准确、舒适、快捷、安全、优质的医疗服务为原则。

（二）医学哲学观念

口腔修复医师必须树立医学哲学观念，坚持唯物主义辩证法及运动发展变化的思想，在医疗行为中应对患者口颌系统存在的本专业范围内的疾病给予系统检查，做出判断，提出治疗或转诊计划，而防止犯下只见患牙不见牙列，只见牙列不见口颌及只见口颌不见全身情况等形而上学的错误，导致贻误患者病情。

医学哲学（medical philosophy）是关于医学主体、客体的本质及其相互作用的一般规律、一般方法以及医学发展观的科学，它用辩证唯物主义的观点对医学科学的研究成果进行概括和总结，并对其总体发展的规律性进行探索。医学正是在哲学的帮助下才从巫术中解放出来的，并形成了建立于科学理念基础上的医学理论。医学也是哲学研究的对象和素材，而哲学对医学具有启发或帮助的作用。

当我们用哲学的眼光去研究作为一个整体的医学时，往往会使我们的思想达到一种新高度。尤其当医学发展陷入困境时，站在哲学的高度上重新评价医学所依据的理论和方法，可使我们找到新的出路。

（三）医学法学观念

随着人们的自我保护意识和法律观念的增强，中国越来越多的医患关系中已经产生了很多与法律有关的问题。如果医务人员缺乏医疗行为方面的法律概念，对患者作了含糊和不适当的承诺，或对患者的期望程度没有进行正确的估计或评价，对其没有进行客观且实事求是的解释：如对义齿的质量、保修期、损坏的时限与损坏责任界定不明确，对设计方案解释不准确或设计方案未被患者准确理解而得到认可，并且修复价格和总费用没有及时向患者表达得清晰而准确，就可能会引起医生与患者之间的误会，以至于引起患者向上级和社会舆论界的投诉，造成了很多不利的影响，甚至要求高昂赔偿，直到确定各方的刑事责任为止。可以看出，口腔修复医生应该树立现代医学法学的概念，以避免出现各种医患纠纷。

（四）生物心理社会医学的概念

口腔修复体应在恢复患者缺损部位的形状和功能，纠正畸形，纠正功能障碍，停止病变发展的基础上，进一步全方位地满足患者的生理和心理需求，使患者口腔内的修复体可以长期无害地为患者的身心健康服务。随着现代医学观念向生物社会心理医学模型的转变，口腔修复学被注入了新的内涵，医生不再简单地将患者的主要诉求作为医疗工作的唯一内容。新的医学人才不仅应具有熟练的医学技能，还应具有心理学、社会和道德方面的丰富知识。合格的牙科修复人员必须首先是牙医，是牙齿缺失或畸形患者生理功能的再造者，同时，他还必须是心理学和社会医学领域的专家，这样才能不断满足患者的生理和心理需求并充实社会医学的内容，这样才能使患者不仅恢复身心健康，而且也对社会环境充满信心并恢复正常的社会生活。

（五）平等如一的观念

医务人员应摒弃患者"找医生"的概念。病人的就诊是对医务人员的信任，在本质上就具有互利合作的因素。患者来到诊所为医务人员提供学习和改进技术的条件和机会，并为医疗部门带来收入和社会声誉。随着良好医患关系的建立，医护人员既受益又有益于患者。双方的人格和地位必须平等。此外，无论在初诊、复诊或忙碌时，如果出现医患关系不融洽，医生都应始终以平等的姿态与患者交流，化解矛盾，用耐心、爱心、热心和责任心，最后与患者达成谅解。当患者不理解或误解时，医务人员还必须正视与患者的位置关系，礼貌地对待彼此，并始终保持医务人员的专业形象和风度，以避免医患纠纷。

（六）"患者有知情权"的观念

口腔修复医生在对患者进行系统检查、诊断、确定治疗计划时，应将患者口腔疾病的现状、预后、治疗计划的概况，患者可能冒的风险、承担的痛苦、需要配合的内容、治疗时间安排、治疗方案的利弊、可能出现的意外、双方应负责任、收费情况、修复材料的种类及优缺点、义齿保修期等情况，除特殊疾病（如癌症等）需要实行医疗保护以外，均应向患者解释清楚。丧失正常能力的老年患者或未成年患者，医生应征求监护人、陪伴责任人的认可才能确定治疗方案并付诸实施。

（七）市场经济观念

市场经济模式的转变，使医疗部门这种"带有社会福利性质的公益事业"也被不同程度地推向市场。医疗服务，包括口腔修复医生为患者提供的修复体，虽不是商品，但已注入了经济换算、经济管理、医疗单位盈亏、利润的多少与再投资、利益分配等经营观念。过去那种社会大福利性质的医院已难以维持。因此，在市场经济体制下，所有医院管理人员和医护人员，都有在规范的职业道德、各类法纪轨道下为单位创造利润的责任。具体要求是，在业务规划、设备添置、材料使用与消耗、人员使用与工效、工艺流程控制、医疗资源配置及使用等方面均应体现经营观念。从技术上，也应体现出如何降低消耗、减少无效劳动、避免浪费，如何延长器材质量、使用寿命等因素。

（八）优化优质服务观念

医疗服务的标准就是工作人员在医护服务中用正确的治疗方法使患者满意。所谓优化服务就是针对不同患者的情况，如年龄、职业、性别、经济状况、主观愿望、客观需要、病情与预后、全身健康状况、口颌系统特殊条件及限制因素等，提出综合的、分阶段分层次的选择方案，与患者或其家人在若干个方案中优选一个恰当的治疗方案。而优质服务主要包括医疗单位提供的精良先进的设备条件、温馨舒适的就医环境，医护人员精湛的技术和热情真挚的服务态度等。让患者从步入医院的第一步就有"患至如归"之感，心中对医院充满着信任，治疗过程中感到安全、舒适，对结果感到满意，处处感到方便，使患者在温馨、无痛、身心舒适之中完成各项治疗，病痛获得改善或治愈。

（九）医学美学观念

现代口腔修复医学中的美学内涵极其丰富，随着物质和文化生活水平的逐步提高，人们对美学的要求也越来越高，客观上需要口腔修复体的临床理论和实践医学技能必须渗透医学美学的领先思想，而口腔修复美容的发展和创造已成为口腔修复医学追求的目标。

医学美学是结合医学和美学的跨学科和新兴边缘主题。它是在医学领域应用美学原理和美学知识的科学。它可以帮助医务人员掌握有关医学的审美规律，提高其审美能力，促进医学理论与审美理念的结合，以达到更高的医疗质量水平。它体现在创造必要条件，以维持和恢复患者的身体完整性，改善健康水平，并达到最高的健康目标。大多数口腔修复从业者需要摆脱传统观念的束缚，探索当代人与口腔美学之间的关系，提高医学的美学水平，并尝试提高诊断和临床治疗的水平。以审美需求为目标，口腔修复的教学应要求从业人员不仅要为患者修复牙齿的缺损和畸形，恢复口腔解剖结构的完整性和生理功能，而且要满足其美化口腔的要求和目标。修复假体的颜色和外观应尽量符合美学要求。

第二节　口腔修复设备和材料的发展

一、口腔修复设备的发展

口腔修复设备的发展与修复材料和科学技术的进步密切相关，20世纪经历了20年代的去蜡铸造，30年代的丙烯酸树脂，50年代的金属烤瓷，60年代的复合树脂（化学固化和光固化），70年代的计算机辅助设计与制作系统（CAD/CAM）。每一种新材料的开发和应用，都伴随着一批相应的治疗设备的推出。

口腔修复设备按制作修复体的材料和加工流程可分为成模设备、胶联聚合设备、金属加工设备、陶瓷加工设备、打磨抛光设备和系统控制设备。

（一）胶联聚合设备

主要是制作塑胶、复合树脂等高分子材料修复体。丙烯酸树脂（又称塑胶）产生于30年代。1935年西德Kulzer公司首次推出了热固化丙烯酸树脂托牙，逐步用于可摘局部义齿和全口义齿的修复，取代了当时使用的硫化橡胶托牙，使义齿修复解决了硫化橡胶存在的色泽、变味、卫生及操作技术等方面的问题。丙烯酸树脂托牙的制作需经过取印模、制作卡环和支架、蜡型、包埋、装盒、去蜡、填塞、聚合和打磨抛光等过程。早期采用最简单的热水冲蜡、手工填塞、水煮聚合。20世纪60年代以后，逐步推出了石膏模型修整机、冲蜡器、聚合器、拾架、技工打磨机等，为预防打磨引起环境污染，打磨机上装了玻璃防护罩和抽吸装置。

丙烯酸树脂牙制作烦琐，且对环境造成污染。20世纪60年代推出了复合树脂修复材料，其固化过程经历了化学到紫外灯照射。之后研制出的新型的可见光复合树脂材料，具有理化性能较好、色泽美观、表面光滑、便于成形等优点，对切角缺损及牙面修复有良好效果，满足了人们对美齿、美容的需求，现已普遍应用于临床。该材料必须在可见光特定波长（400～500nm）范围内照射下固化，因此产生了光固化机（或光固化灯）。光固化树脂修复技术虽然为口腔修复提供了新的手段，但仍存在脱落、变色、对牙髓的刺激及强度、耐磨性差等问题，比较局限于前牙的使用。

（二）铸造设备

牙科铸造设备起源于20世纪初期。1907年，Taggant将铸造法用于牙科修复。1930年，首台碳化硅电阻加热气烧炉问世以来，开始了冠、桥嵌体及支架等金属铸件的临床应用和烤瓷熔附金属修复的研究。要获得金属铸件必须具备熔化金属和将熔化金属注入铸膜腔两个程序，铸造设备就在此基础上随着金属材料的发展而不断发展和完善。早期熔化金属的热源采用汽油——空气吹管、空气与汽油蒸汽由脚踏风箱（皮老虎）供给，适用于中、低熔合金。随着非贵金属的高熔合金如钴铬合金、镍铬合金的使用，逐步采用了乙炔——氧吹管，碳柱电弧和高频感应熔金。铸造方法包括蒸汽压力铸造、离心铸造和真空充压（或真空吸铸）铸造和高频离心铸造。目前临床上常用的铸造机有电动离心铸造机、高频离心铸造机和真空充压铸造机。应用最广泛的是高频离心铸造机。

1.高频离心铸造机

产生于20世纪50年代，60年代开始引进我国。80年代初，天津医疗设备厂首先推出，并与华西医科大学口腔医学院多次联合举办高频铸造技术培训班，逐步将高频铸造技术在全国推广，使铸造工艺逐步代替了锤造工艺，为固定修复和烤瓷技术在我国中小城市的广泛应用奠定了基础。高频铸造具有熔化金属速度快、均匀，被熔化金属元素损失小、操作方便、成功率高、噪声小等优点，是临床上比较理想的铸造机。其铸造合金有中熔、高熔合金。

高频离心铸造机主要由高频感应加热系统、电气控制系统和冷却系统三大部分组成，进入中国的国外品牌有德国的 Bego、Knipp、Heraeus；意大利的 Galloni、Flli 和日本的 Shofu 等。现代高频离心铸造机已具备以下特点：

（1）电脑程序控制，液晶数字显示铸造时间和温度。

（2）冷却（风冷、水冷）效果好，可连续铸造。国外产品 20 ~ 40 件，国产产品几件。

（3）铸造过程可装备摄像系统显示。

（4）有的机型注入氩气保护，以防止熔化金属氧化，增加铸造精度。

2. 铸钛机

由于钴铬镍合金等非贵金属修复材料存在生物相容性差、硬度大和过敏等问题，人们需要寻求新的修复材料。金属钛以其良好的生物相容性和机械性能（低热传导性、耐腐蚀性、无过敏）和重量轻（是黄金 1/4）、收缩小等特点，成为具有广阔前景、可能在 21 世纪代替现用合金的新型的口腔修复材料。

由于钛及其合金熔点高，在高温下具有很高的化学活性，具有易氧化与包埋材料和坩埚等产生反应的特点，在加工过程中需要采用特殊的熔炼方法、造型工艺和防止污染的设备。尽管在 1948 年电阻加热，感应加热和钨电弧熔化法开始用于工业铸钛，50 年代日本金竹等开始研究钛在牙科的应用，但真正的牙科铸钛机和铸钛技术的产生还是在 80 年代，有了用真空装置和氩弧熔解方式组合而成的牙科专用铸钛机制作牙冠之后，才使牙科铸钛技术成为可能。但是由于钛的流铸性和铸体内气孔以及适合性等问题，早期铸钛成功率较低，使铸钛义齿未能在临床普及推广。90 年代以来，随着铸钛机的改良和完善，铸钛技术及包埋材料的发展，才使铸钛义齿成功率不断提高，质量更加可靠。在日本、德国、瑞典等发达国家，铸钛基托及以冠桥为主的铸钛义齿已广泛应用于临床，并开始引入中国。

牙科铸钛机按铸造压力和熔解热源不同进行分类，按铸造压力可分为差压（加压或加压吸引）式和离心式铸钛机，按熔解热源又分为电弧熔解式铸钛机和高频感应熔解式铸钛机。现在国际上已开发出十多种品牌的机型，主要有 4 种类型，即压力铸钛机、加压吸引铸钛机、离心铸钛机和加压吸引离心铸钛机。目前，进入我国市场的有德国 Re-matitan-Demaurum 和日本森田 Cyclanc 真空加压吸引式铸造机。1995 年，第四军医大学口腔医学院与涧西轻工通用机械厂合作研制的第一台国产 LZ 型牙科用离心铸钛机，具有真空铸造、压力铸造和离心铸造的优点，并用微机控制，已在临床试用，但其质量和工艺尚需进一步改进和完善。铸钛机一般由烧铸系统、铸造工作系统、自动控制系统和真空泵组成。在铸钛过程中，金属钛必须在真空并充入氩气的炉室中电弧作用下熔化，采用真空加压吸引方式铸造，才能保证铸造的成形质量。因此，由于钛的熔点高、易氧化的属性，铸造加工技术复杂，包埋烧铸条件高，加上铸钛机价格昂贵，成本高，因此铸钛义齿修复在我国仍处于起步阶段。

（三）陶瓷修复设备

陶瓷是人类历史上开发利用最早的材料，作为口腔修复材料已有100多年的历史，经历了全瓷——金属烤瓷——高强度全陶瓷的过程。由于瓷对口腔组织无刺激，表面光滑易于清洁，人们即开始制作全固定桥，但因其脆性大、抗张强度低、易折裂等问题，在临床的应用受到限制。20世纪初期，铸造法用于口腔修复，40年代初开发出首台烤瓷炉。50年代初期美国研制用烤瓷与金合金联合制成修复体（简称金瓷修复）成功，该技术使瓷的美观与金属材料高强度、抗折裂等优点结合，弥补了全瓷修复脆性大、易折裂的缺点，使修复体达到美观、耐用的标准，因此很快在临床推广应用。烤瓷技术于70年代末开始引入我国，目前在大中城市得到较为广泛的应用。

随着金属烤瓷修复技术的发展，其设备的品种逐步增多，按制作工艺需要经过分为成模设备、金属加工设备、烤瓷设备、研磨设备等。

1. 烤瓷炉

烤瓷炉是制作烤瓷修复体关键设备，经过几十年不断地更新换代和完善，经历了从电烤瓷炉到真空烤瓷炉，从手工操作到计算机程序控制的过程。现代烤瓷炉已具备以下性能：

（1）计算机程序控制。在一定范围内，每个程序可自由设定和更改或中止。

（2）操作简便。自动烧烤时间和温度可准确控制，可屏幕显示，并能自动冷却，快速降温。

（3）炉腔容量大，升降平衡，密闭良好，炉腔内各部位温度均匀一致，加真空不降温，保证真空。

（4）有安全保护系统，设有故障检测和报警信号等装置。金属烤瓷包括贵金属和非贵金属烤瓷两种技术。贵金属烤瓷的金属内冠多用金、钯合金，其优点是颜色逼真，瓷与金属结合好，但价格昂贵，在发达国家应用较多。而非贵金属烤瓷的金属是钴铬、镍铬合金。这种金属烤瓷尚存在不足。由于金属的存在，修复体光学效应不如真牙，存在很多问题如金属透射，颈部瓷层薄，颈缘显灰色，个别患者对合金有过敏反应。

2.铸造陶瓷机

铸造陶瓷技术的代表产品是列支敦士登义获嘉的 Empress 和美国登士柏 Dicor 铸造陶瓷机。前者为热压铸造，可铸造玻璃陶瓷修复体，具有牙体密合度好、硬度、透明度、折光率与牙釉质类似的优点，达到了全瓷修复体在物理学和美学上的要求，可用于制作牙冠、嵌体和贴面，Empress 铸造技术在西方发达国家中，尤其是美国应用较多，在我国应用较少。但是，随着人们生活水平的提高，牙齿保健意识增强，缺失牙的情况减少，使用 Empress 铸瓷技术的患者将有所增加。该技术因其抗折裂强度低、脆性大，又不能制作固定桥，加上价格昂贵、铸造时间长，因而在临床推广应用受到一定限制。

（四）打磨抛光设备

主要用于打磨抛光修复体，包括喷砂机、技工打磨机、电解抛光机、超声波清洗机等。其中以喷砂机发展较快，为适应小型修复体的打磨抛光，厂家推出双笔式喷砂机；增加石英砂颗粒的类型以供选择；为减少打磨抛光时粉尘对环境的污染，又推出了湿粉喷砂机。

（五）口腔修复设备的发展展望

计算机及图像技术将成为口腔修复设备的重要组成部分，除单台设备中电脑程序控制外，修复体的设计制作均采用计算机和图形图像技术，CAD/CAM 修复技术应用更深入和广泛，现有 CAD/CAM 辅助设计与制作系统将不断完善：信息采集、切削方法及修复材料将不断改进和创新。

随着修复材料的发展，特别是生物材料在口腔修复中的应用，口腔修复体正向着自然、逼真、美观、舒适的方向发展，市场上也将不断推出新型的口腔材料和设备，如研究高强度陶瓷制作全瓷修复体以代替金属烤瓷，需开发超高温、超真空的陶瓷烧结炉以及相应的供成形的冷静压炉等；铸钛机将不断地改进和完善以提高铸钛的成功率并在临床推广应用；类似 Tasgiss/Vectris 系统各类新型的复合修复材料及设备也将在临床应用展示其生命力。

随着现代科学技术的进步和工业化管理体系发展，口腔修复体加工技术和工艺将可能产生重大变革，传统的小作坊式的技工室（或加工中心）将可能用现代化工业 MIS 信息控制加工系统进行改造，医师和技工室之间从设计到制作将用信息网络系统交流和控制，技工室内部各加工流程均有标准化的质量控制进行监测，使修复体的加工技术从手工操作到自动化、智能化方向发展，从经验性、感觉性逐步向规范化、标准化发展。

随着环境保护意识和法制意识的加强及市场的需求，修复设备将不断改型和完善，向着高效、卫生、减少环境污染和减轻医技人员的劳动强度的方向发展。

二、口腔修复材料设备的发展

口腔修复历来与口腔材料的应用几乎是同时产生和发展的，而口腔修复又随着口腔材料的更新而发生巨大的变革。新材料的问世，不但给临床治疗技术带来突破，同时也积极促进和推动了制作工艺和医疗器械等其他学科的发展和创新。因此要不断地发现和探索新材料与新工艺，将相关学科的最新成果嫁接过来，使修复工作达到更高的水平。

口腔修复的发展历史便是口腔材料更新换代的历史。人类的祖先早在公元前就开始修复缺失的牙齿，考古学家们在许多从古代的墓穴中挖掘出来的颌骨上发现有金丝结扎在真牙上的假牙，这些假牙是用真牙结扎在缺失区的邻牙上，甚至有经焊接后套在真牙的金环，这些都说明古人已经能利用各种材料对缺失牙进行修复。据文献记载，在公元前 700 ~ 500 年已开始用黄金制作牙冠桥体。18 世纪口腔医学的发展加快，1728 年 Piere Fauchanl 发表的专著中描述了当时采用各种修复材料及操作技术，其中包括用象牙制作义齿的方法。1756 年 Jean Darcet 开始将低熔点合金用于牙科。在口腔印模材料方面，1956 年 Paff 描述了用蜡制取口腔印模，后来又发展为使用打样膏、石膏、纤维素醚、弹性打样膏、藻酸盐到现在的使用硅橡胶印模材等。同时，其他口腔修复材料也不断地尝试和发展，19 世纪中叶开始采用硫化橡胶制作总义齿，在它沿用了近 90 年后，1937 年才逐渐被申基丙烯酸酯基托所取代。1792 年法国人 DeChemat 获得了瓷牙制作的专利，它导致了 19 世纪初叶瓷嵌体问世。19 世纪中期也出现了一些有关陶瓷和金箔的研究报告，自从 Lnd 于 1886 年采用祐箔技术用长石在耐火模型上创作第一个色泽与自然牙近似的瓷甲冠（PJC 开始，牙科陶瓷因其优良的化学耐受性，良好的生物相容性及自然协调的外观，成为口腔重要的修复材料之一。

1965 年，Mclean 研制了氧化铝核瓷材料，此材料制作的铝瓷内层冠的强度较 PJC 高了 50%。1973 年玻璃陶瓷，1975 年单晶氧化铝陶瓷和 1978 年羟基磷灰石陶瓷相继研制成功。进入 80 年代，又相继推出 Dicor 铸造玻璃陶瓷，IPS-Empress 的无收缩热压铸入型玻璃，In-Ce ramic 等，它们具有挠曲强度高、边缘适合性好、透光性能好等优点，是一种很有前途的全瓷修复材料。随着微机在修复领域的应用及其他先进 CAD/CAM 的开发研究，又出现了 CAD/CAM 陶瓷修复材料的开发和利用。1940 年纯钛合金出现。由于它具有优良的组织相容性而引起了医学界的重视。

两千余年的历史表明，口腔修复学的发展，始终与口腔新型材料的开发研制及相应的制作工艺的配套分不开的。因此，口腔修复发展的契机是口腔修复新材料的不断更新。

（一）我国口腔修复材料的发展回顾

1. 20 世纪 50 年代及 60 年代初期

解放初期，我国的口腔材料事业基本处于空白状态。那时临床应用的材料几乎都是从国外进口，国内几家小厂只能生产印模胶、黏固粉等材料。铸造合金在少数院校系按照 10∶1∶1（金∶银∶铜）的比例自行配合熔铸；而广大基层医院多采用"人造金"的铜基合金。当时，在县以下的医疗机构和一般个体牙医，大部分尚处在应用硫化橡胶制作义齿的水平。

自 20 世纪 50 年代中期起，随着我国工业的发展，国内已开始生产聚甲基丙烯酸甲酯基托塑料和相应的牙体塑料、印模胶、手工锉屑的银合金粉、磷酸锌黏固剂、瓷质假牙及供锤造冠用的镍铬合金片等常用材料。

在高等院校及省、市级的医疗机构，已开始进行进口材料替代品的研究工作。见诸报道的成果有琼脂水胶体印模材料、藻酸钠印模糊剂及可溶性印模石膏。甲基丙烯酸酯塑料除用于义齿基托外，在动物实验的基础上，已有多家在临床开展了即时及延期种植牙的观察，虽然其近期成功率并不高，却为之后的进一步研究积累了有价值的经验。邱立崇等以铸造镍铬不锈钢替代黄金制作修复体的应用研究，不仅带动了所涉及的各种材料（如高温包埋料等）的研制，推动了高温铸造工艺技术的发展，更有意义的是，在贵金属限制应用的条件下，还为发展口腔修复事业提供了材料和修复技术的物质基础，并在实践中培养了新一代口腔材料专业教学研究队伍。

至 20 世纪 50 年代后期，全国口腔医务工作者较广泛地开展了各种口腔材料的技术革新，多数是自行研制、试用的实验性成果。其中，有从二甲基苯胺发展到二甲基对甲苯胺、对甲苯亚磺酸氧化还原体系的多种丙烯酸酯"自凝"塑料的研制，以及有关室温固化其他共聚树脂的研制，也是由口腔院校研制成功后，向市场转移形成生产力的范例。

进入 20 世纪 60 年代，口腔材料进入平稳发展的阶段。室温固化硅橡胶首先在口腔印模材料方面研制成功，及时跟上了国际先进步伐。从当时的情况衡量，其质量仍低于目前上市的国外制品。临床常用的材料，如甲基丙烯酸酿义齿材料牙体塑料（造牙粉）、瓷牙和塑料牙、锤制用系列镍铬合金片、银合金粉、藻酸盐印模材、铸造用镍铬不锈钢以及锻制用牙用不锈钢丝等，已形成稳定的生产力。

自 20 世纪 60 年代中期起的 10 多年期间，口腔材料的发展基本呈停滞状态。但回顾近 20 多年口腔材料发展的成就可以发现，由于科学发展进程的规律，构成这些成果的知识与技术，有些就是在这段时期中储备起来的。例如，多种轴质黏合剂（环氧丙烯酯、a–氰基丙烯酸酯等）的研究及其在口腔正畸、口腔颌面外科的应用；以双酚 A 双甲基丙烯酸酯缩水甘油酯为基质的防龋涂料的实验研究和应用等。作为我国制作义齿的特殊要求，制作卡环用锻制金属丝的改进。非贵金属高熔铸造合金已普遍应用，促进了铸造技术设备与材料等新产品的形成，如高温非贵金属铸造用磷酸盐耐火包埋料及铸造铬镍不锈钢及系列铸造钴铬合金的稳定生产。寻求中温培点铸造合金的研究虽然未见有突破性进展，但全国多家协作组仍在为此不断努力。值得称道的是，涉及材料正确发挥作用、关系到临床修复工作健康发展的"快速镶牙"问题，经过 10 多年来的客观检验，在中华医学会组织的 1978 年西安及 1979 年天津两次口腔修复学术会议上，与会代表们发扬了实事求是的科学精神，经过广泛研讨，对正确认识自凝塑料的固有性能及其适应范围做出了确切的评价。

2. 近 20 多年来的发展

进入 20 世纪 80 年代后，我国口腔材料事业得到了迅速的发展，主要表现在以下几个方面。

（1）黏合剂与复合树脂。黏合剂与复合树脂是 20 世纪 80 年代发展的热点。从 20 世纪 70 年代应用国外制品，经过自行研制材料阶段，逐步深入到机理和应用工艺研究，目前在国内已初步形成生产力。

黏结界面的研究：有关黏合材料对复合树脂、牙釉质、牙本质、牙骨质与遮色剂之间的黏结界面研究，均有报道。对于不同树脂体系与牙本质的黏结处理已在进行探索。有关聚甲基丙烯酸酯贴面与复合树脂、不同复合树脂之间、复合树脂与牙釉质及光固化树脂与热压固化树脂之间的材料界面黏结状况，也有不同程度的离体研究。

机理和应用技术研究：光固化黏结剂单体转化率的红外光谱分析，光敏复合树脂的光照时间和距离对其固化作用，牙本质有机物、无机物对黏结树脂固化时间的影响，牙本质成分对黏结剂固化的时间影响，光固化复合树脂与陶瓷的黏结强度及析因试验等。

模拟临床性能及其他方面的研究：对于不同测试方法、不同复合树脂、光固化树脂本身及与其他树脂间以及酸蚀与否的黏结强度比较，修复体不同部位（颌、轴、颈）的封闭性能（密合度）研究等均有报道。其他方面还有光固化复合树脂的聚合收缩实验；前牙复合树脂色泽及遮色效能的研究；复合树脂对牙髓的组织学影响；表面清洁剂及黏结桥方面的促进黏结力的研究等。

（2）种植材料。随着口腔种植学的发展，口腔种植材料，特别是生物陶瓷植入材料的研究日趋深入和成熟。而近10多年来，由于新材料与生物技术及分子、细胞水平的临床基础研究的推动，牙种植体及其应用器件的研制和种箍义齿的临床研究，取得了重大的进展。从而启发延伸到向颌面赝复、种植体支抗正畸、关节、放射后种植、翼上颌种植、义耳固定等方面的试用。种植材料从原来以种植义齿为基础，迅速以牙种植技术扩展应用于颅颌面部，正在开始形成一个颅颌面种植的新生长医学工程。

种植材料的应用基础研究：①界面研究：种植体—骨界面的三维结构分析，有关种植材料体内种植的界面组织学观察与骨组织结合机理的探讨，纯钛—骨结合机制及影响骨整合因素的研究，膜技术、骨引导再生术在口腔种植应用的细胞学研究，生物陶瓷对人胚成骨细胞体外生长及代谢影响，磷灰石类陶瓷对人成骨样细胞生长和 DNA 合成影响的实验研究，锶磷灰石陶瓷体外溶解实验研究，可切削生物活性玻璃陶瓷生物降解作用等。②生物学性能：可吸收钙磷生物陶瓷骨种植组织学观察，EH 型复合人工骨材料的物性研究和动物体内植入研究，合浦珠母珍珠埋植在大白鼠肌肉内的组织学观察。③力学性能：磷灰石烧结体在细胞培养液中的强度变化，磷灰石的力学、生物学性能与烧结的温度关系，复合生物陶瓷断裂韧性的测试研究。

（3）种植材料的应用。①增高下颌牙槽嵴方面：有羟基磷灰石复合形成蛋白牙槽嵴加高术，羟基磷灰石增高下颌牙槽嵴及其延展术，以及羟基磷灰石增高牙槽嵴对新骨生成影响等报道。②盖髓应用方面：有羟基磷灰石治疗髓室底穿孔的组织学研究，磷酸三钙修复髓底穿通的实验和临床应用研究，磁性多孔性磷酸三钙盖髓剂的研制及生物学性能的报道。

（4）其他口腔材料有以下几种。

玻璃离子水门汀：在引进国外新型玻璃离子水门汀产品应用的同时，进行了旨在提高其性能的实验研究，如硼酸铝晶对玻璃离子水门汀与力学性能的研究；防龋材料磷酸四钙玻璃离子水门汀性能的研究；光固化型和化学固化型玻璃离子水门汀与牙釉质间的抗剪黏结强度。

陶瓷材料：①铸造玻璃陶瓷材料：20世纪80年代中期自国外引进，目前国内正在实验研究的有以下几个体系：CERAPEARL、DICOR、UKO和PLAT等体系。部分单位在研制有关配套材料，采用国产设备进行铸造玻璃陶瓷应用技术研究。还有报道关于铸造玻璃陶瓷与着色剂界面的研究；不同方法制作的铸造陶瓷全冠适合性的比较；采用国外设备和材料的临床应用。② CAD/CAM 陶瓷修复材料：运用光学印模方法及 CAD/CAM 技术将预成陶瓷块铣磨成修复体的临床研究，通过引进 Siemens 公司 CEREC 统的全套设备及材料，在几个院校开展 CAD 阶段的技术的研究，专用陶瓷材料也正在研究。此外，还有高强度铝瓷全冠材料及其冠内层核瓷材料的研制；粉浆涂塑铝瓷核冠材料及其代型材料研究。

钛及钛合金材料：①钛及钛合金铸造：利用国外设备材料对纯钛铸造，有关熔钛与包埋料的反应，铸流率、铸造精度和铸件表面装饰材料等的研究已有报道，并已探索应用于种植体上部结构的修复，国产小型铸钛机已研制成功。②镍钛合金：自20世纪70年代末开始进行系列医学基础与模拟实验，已用于颌骨骨折和移植骨固定的治疗，特别是在口腔正畸临床得到广泛应用。近年又有镍钛记忆合金纵列牙修复初探，镍钛丝制作拉簧和推广簧临床应用，又推出了一种在室温易弯曲，口温保持高超弹性的"RTF"中国镍钛弓丝。

基托材料：由早期单聚的甲基丙烯酸甲酯塑料，经不断改进，开发出挠曲性能较好的共聚丙烯酸醋多种品种，如甲基丙烯酸甲酯——丁二烯——苯乙烯共聚基托材料，无机晶体纤维——碳化硅晶需增强挠曲强度的义齿基托等。光固化基托材料也有多种产品开发。新型义齿软衬材料的实验研究有：热固化硅橡胶基质，光固化甲基丙烯酸聚氨酯基质，热固化和室温固化羟基丙烯酸基质。

珊瑚人工骨：海南珊瑚人工骨大鼠皮下和肌内植入的生物相容性研究，认为珊瑚人工骨具有良好的生物相容性。珊瑚及珊瑚——羟基磷灰石复合材料和羟基磷灰石的骨修复动物实验，认为珊瑚及珊瑚—羟基磷灰石复合材料在骨缺损修复中显示了良好的生物学性能。为提高其应用价值，还必须做进一步综合研究。

磁性材料：永磁合金粉、古塔胶及其他复合材料组成的磁性固体根管充填材料（磁性牙胶尖），根充后2年观察，临床疗效显著。磁性多孔性磷酸三钙（MPTCP）经生物学评价，认为符合盖髓剂的要求。钕铁硼永磁体引进导磁性胶体材料（锶铁氧化磁粉（SG）对离体牙根管充填，认为充填效率与常用材料相比并无明显优越性。

（二）国外口腔修复材料的发展动态

1.铸造钛合金

钛和钛合金是目前几乎唯一受关注的牙科铸造合金。钛以其所独有的理化、机械和生物学优良性能，替代现有金属用牙科已是一种趋势。但钛的应用也出现了一些已引起注意的问题，例如钛的腐蚀性（corrosiveness），表现在：其一，当口内有银汞充填物存在时，由于电位差所产生的电流腐蚀；其二是遇氧化凝胶时的酸性腐蚀，更为严重的是在腐蚀发生的同时，常还会有细胞毒性物质产生。钛种植体和钛固定修复体，在口内如要保持与牙周组织的健康接触状态，有赖于使用牙周洁治器，经研究除了塑料刮治器之外，其他材质的器械均会对钛表面造成损伤。另有研究为了降低铸钛的熔点，加入镍可明显降低其熔点。但含镍合金的再使用，显然与现在牙科材料的标准相悖。

2.印模材料

目前对印模材料的研究主要集中在对它的消毒灭菌处理，而非研究材料的本身，伴随着人们健康意识的提高，防止感染和交叉感染是一项既老又新的课题。对藻酸盐类或硅橡胶类印模材的消毒，还是以置入消毒液中浸泡为主，消毒剂多为低浓度的次氯酸纳溶液，除此之外，其他的方法还有用喷雾或将消毒剂掺入印模材料，研究的重点是消毒灭菌的效果和是否引起印模的变形。比较固定的做法是将印模放入1%的次氯酸纳液中浸泡10min，灭菌效果好，又未见印模变形。但也发现有的消毒方法的确造成了印模尺寸改变或破坏了印模细微结构。今后的研究发展可能是以开发含抗菌剂的印模材为主导方向。

3.义齿软衬材料

氟硅橡胶是一种开发较早，使用时间较长的软衬材料。初期的热塑性氟硅橡胶操作工艺烦琐复杂，使用不便。之后一日本公司开发出了以偏氟乙烯类氟橡胶为基料的热固性氟硅橡胶，它固化前呈面团状，可以间接衬垫法使用。不久，又有人推出了以膦腈氟硅橡胶为基质的软衬材料，该材料的柔软性和与义齿的黏结性均有所提高。进入九十年代，光固化型氟硅橡胶类软衬材在日本问世。它主要以极低分子量的氟橡胶为基质，以含氟甲基丙烯酸酯类单体为稀释剂，通过常规光引发剂引发固化。该材料可以用于直接衬垫法。它的鲜明优点是吸水率和溶出率明显小于其他硅橡胶类材料。

4. 金瓷（PFM）材料

使用钛合金替代其他种类合金作为金属内冠是该类材料的研究热点。现已几乎没有人怀疑钛合金内冠可以与其他金属内冠一样经久耐用。但对钛合金与瓷之间的结合力却存在着两种迥然不同的观点，一种经实验认为钛合金与瓷的结合力要比普通金属弱；另一种则得出结论，钛瓷两者之间的结合力要明显强于其他类金属。近来，还有研究报道以镓合金做金瓷内冠，只要合金中含有一定量的铜元素，其与瓷的结合会较为理想。此外，最近有学者将玻璃工业中的淬火工艺，引入处理全瓷修复的陶材，以期达到增强瓷体抗挠曲强度的目的。该方法简便易行，目前在实验阶段已证明其可以提高陶材的强度。

5. 全瓷修复材料

对全瓷材料尤指铸瓷，人们首要关心的仍是它的强度问题，研究者所感兴趣的还是试图通过调整它的组织成分，以提高材料的抗弯强度。其次是研究采用适当的方法，处理瓷体的表面以增加光洁度，减少细菌吸附的可能性，常用的对照研究是上釉与抛光。在这类材料中，有前景代表性的是粉浆涂塑玻璃渗透铝瓷，它的优点是抗弯强度特别高，较一般铸瓷要高出 3 ~ 4 倍，边缘适合性好，透光性佳等。不仅可以制作单冠，还能制作固定桥。

（三）口腔修复材料发展展望

20 世纪人类的三大工程分别是 40 年代的曼哈顿原子弹计划、60 年代的阿波罗登月计划、80 年代的人类基因组计划。三者的火车头都是计算机和信息技术。20 世纪末纳米技术的崛起，将改变人类各个领域的一切，成为 21 世纪的一项巨大工程。

纳米材料是原子重新排列的奇迹，我们相信在 21 世纪这项技术中微电子将大量开发应用，应用微电子的战略、战术也将引起新的快速变化。微电子科学、材料学、分子生物学、医学、计算机科学、金属学、塑料工业、橡胶工业、航海和航天方面，在新世纪里将有新的突破性发展。

纳米材料是一门新兴尖端科学，国际上尚未对其做出统一的规格名称（1 微米 =1000 纳米），通常指长度 1 ~ 100 纳米的为纳米材料。

人们发现鸽子远飞能归巢、乌龟能准确找到它的户房、鱼儿万里越冬不带导航仪，而其共同的秘密是它们体内有磁性纳米微粒，可以依靠地球磁场作用进行定位而不迷路。

人们现在可以控制材料基本性质，如硬度、粒度、磁性、电容、电感等，可以完全按照自己的创造力合成具有特殊性能的新材料。例如纳米材料把千里眼变成万里望远镜、万里摄像机。把优良导体铜制成"纳米铜"，使之成为绝缘体，把半导体硅制成"纳米硅"成为良好导体。利用纳米材料的巨磁电阻效应，使光盘容量增加 20 倍以上，能达到每平方厘米存储近 8 亿位信息，如果制成手表小光盘，就变成手表录音机或窃听器，也能制成纽扣式照相机。在航天飞机和火箭的燃料中加入纳米材料，可使其燃烧率成倍增长。廉价的石墨可以改变碳原子的排列结构，变成钻石。

空气可以作为促媒发电，助听器的纽扣式空气电池的底部有四个微孔，用压敏胶纸封贴，使用时去除封贴纸就开始发电，1.2V 可用一个多月。新式锂电池可以制作得很小，像纽扣、黄豆、芝麻或更小型的耐用电池，也可用微型晶体管升压电路，升压至 20 ~ 30V。跳蚤机器人将引起一场工业大革命。以上这些都是纳米技术应用的例子，可作为我们开阔思路的信息。

金属铸造：金属铸造是 20 世纪 40 年代牙科兴旺发达的依托，21 世纪现代化的金属铸造技术，不能走老路，根据包埋材研究、各种金属研究的需要，现在应该购进发达国家中有特长、有优势的设备和材料为我们所用。例如德国的中温、高温包埋材料，贵金属选择三种档次的产品，高、中、低价格。非贵金属也和上述同样，这样有 6 种产品 6 种价格，然后对 6 种金属进行定性定量分析，仿制出国产 6 种金属，形成共有 12 种价位的产品。用户可根据自己的经济情况，各取所需，有利于快速大量开展研究 / 制作。再加上一套质量保证体系，才能形成跨越的实力和基础。

建议每一座大城市设立牙科铸造中心站，为全市各大小医院、门诊所提供铸造服务，开展培训服务等，逐步收回投资。或一个省建立 3 ~ 4 个铸造中心站也是可行的。

纳米基托与纳米牙：在牙托粉与造牙粉中加适量的纳米材料，可以改善伸缩性、增加耐磨性和光泽性，前牙要求美观，后牙突出耐磨。纳米贴片牙面可分为塑胶贴片或复合树脂贴片牙面。不易脱落的桩冠：冠钉可制成强磁性冠钉，将磁性纳米材料加入黏结剂内，注入根管内，桩冠组织面涂黏结剂后，磁钉插入根管就位。

用纳米材料配制成的儿童防龋涂料，在超级黏结剂中加入防龋成分，成为新世纪的防龋涂料，进入先进行列。

楔形缺损及光敏治疗，用化学固化黏结剂和超级黏结剂，治疗效果特别好。

活动牙桥和固定桥，可能成为改革的对象，由于新黏结剂的强度优势和不怕水，应用范围大增。可能卡环逐步减少，逐步过渡，最终到不要卡环。

大量起用 3/4 冠和马利兰桥，因为黏结剂性能的加强。一方面在马利兰桥的设计上要下功夫，力求精确、巧妙、可靠。发挥固定桥的优势，提高了工作效率。故推广马利兰桥是精明之举。

纳米全冠和金属纳米混合全冠，是单冠美容修复时的最佳选择。

种植材料：如果将羟基磷灰石颗粒制成 3 种细度，毫米级、微米级、纳米级 3 者按不同的比例混合使用，使纳米磷灰石与牙根表面及齿槽面加大 100 ~ 1000 倍的接触面积，同时促进活力加大。粒度越小，越容易形成结晶核和扩大结晶。在这方面还可以扩展探索思路。

近年来，纳米粉体制作技术迅速发展，许多超细粉料已由实验规模逐步发展为企业化的批量生产，这为口腔材料提供了许多新的选择。在生物医学工程上，用各种纳米粒子注入人体的各个部位，可检查、诊断、治疗疾病，如纳米四氧化三铁、二氧化硅等用于疾病的治疗及骨组织的修复与重建。目前，对纳米材料的结构与性能的研究正进入一个崭新的研究领域。纳米复合材料被公认为是 21 世纪的新材料，从微米复合向纳米复合发展，或采用组装技术在微米级基体中加入纳米级的结构材料，是未来口腔陶瓷修复材料发展的一个主要方向。

第三节　我国口腔种植修复技术的现状与发展

一、口腔种植学发展历史

口腔种植学是一门古老而又新兴的学科。早在公元前，中国和古埃及就有了采用宝石和象牙作为牙代用品的记录，以后又有用黄金和象牙作为牙种植体植入颌骨，以代替缺失的牙齿。这种主要依靠天然的或异体牙齿材料作为牙种植材料的状况一直持续到 18 世纪。

现代口腔种植学始于 1947 年，Formiggini 用钽丝扭成锥形体植入颌骨内作种植义齿获得初步成功，自此以后，许多学者曾尝试用不同材料和方法来进行种植学研究和临床应用，但都未有突破。五十年代中期，瑞典哥德堡大学 Branemaric 和 Albrektsson 教授在兔骨髓腔内微血管血流状态研究课题中，发现纯钛与兔子的胫骨产生了异常牢固的结合，说明纯钛与机体生物相容性很好，并且设想用纯钛作为种植体应用于口腔领域。随后，他们经过 10 余年的基础研究工作，将设计了骨融合螺旋圆柱状钛种植体应用于临床，获得了巨大成功。同时 Branetnark 教授提出了骨结合的概念，即指在负重的种植体和有生命的骨组织之间建立一种直接牢固的结合。骨结合理论的提出为口腔种植学的形成奠定了基础，开创了口腔种植的新局面。

此后，有人将针型种植体（1967）、螺旋种植体（1968）、锚状种植体（1971）、下颌支种植体（1981）等类型的种植体相继应用于临床。20 世纪 70 年代后期，随着生物材料研究、应用的发展，各种复合材料的种植体引起人们的注目，相继出现了碳涂层覆盖金属种植体（1979），钛丝烧结覆盖铝钒钛种植体（1981）、羟基磷灰石涂覆钛合金种植体（1986）及生物活性玻璃陶瓷涂覆钛合金种植体（1987）等。复合材料种植体具有较广阔的应用前景，钛种植体附和生长因子，组织工程技术应用于种植体。随着科学技术的发展，口腔种植学得到了突飞猛进的发展，形成了独立的一门学科。

二、口腔种植的应用范围

口腔种植修复已从最初单个传统修复到严重牙槽骨吸收的无牙颌和游离端牙缺失的修复发展到今日修复所有类型的牙缺失。30 多年前 Bmnemaric 的研究人员指出，种植修复要求牙槽嵴的厚度应大于 5mm，高度应大于 10mm，才能使种植体得到骨结合。但临床上常常因缺失牙的生理性吸收，外伤侧骨板缺失致许多病人骨量无法达到正常种植时的要求。现代种植外科技术的发展，包括骨劈开技术、骨挤压技术、上置法植骨技术、夹层法植骨技术、骨再生膜引导技术，使得以前骨量不足无法种植的患者的口腔种植成为可能。近 10 年来，上颌窦底提升术、植骨加同期种植技术成功地解决了该区域种植的难题，改变了上颌后牙区种植禁区的历史，使其种植修复成为可能。尤其值得一提的是，牵张成骨技术的发展，更使得种植技术的应用更加广泛。

目前，种植体应用的范围已经越来越广，不仅可以用于牙齿种植修复，还可以作为固位装置植入颧骨、颅骨、乳突以及耳鼻的再造，因面部器官解剖形态复杂，美学要求高，传统的赝复体因固位不良而不易为病人所接受，种植体成功地解决了赝复体的固位问题，已造福数以万计的患者。另外，种植体也为肿瘤术后的缺损修复提供了一个良好的环境，种植体植入重建的颌骨内可以恢复患者的咀嚼功能，改善吞咽及发音功能，使患者得到满意的修复。

三、口腔种植研究的进展

（一）植入材料

1.种植材料

纯钛及钛合金由于具有较好的生物相容性和高强度、低比重、低弹性模量、良好的机械加工性能和化学稳定性好等优点已被广泛用作种植材料。因此，目前研究集中于钛及钛合金表面的改性和表面涂层。

表面改性是利用化学处理的方法，在钛种植体表面制备活性 TiO_2 层，使之具有诱导磷酸盐沉积的活性。目前多采用碱热处理方法，强碱可以和钛金属反应生成无定形的 $NaTiO_3$ 水凝胶层，在生理环境下，Na^+ 与 H^+ 的交换可以形成表面富含钛羟基的改性层，从而诱导 Ca^{2+} 与磷酸根离子的沉积。加热处理可以增加凝胶层和钛基体的结合力。结合钛种植体表面的结构改良，魏建华等利用喷砂、酸蚀和碱热处理技术构建粗化、改性植入体表面，取得了一定的效果。其反应过程为：首先是表层 TiO_2 层的溶解，接着发生钛金属的水化反应，还进一步发生水合反应。在加热时，脱水形成碱性钛酸根层，体外模拟体液浸泡结果表明符合表面具有诱导钙磷元素沉积的特性。有学者研究纳米 TiO_2 层表面发现纳米级结构可以促进黏附分子的黏附，可以提高成骨细胞对底物的黏附力和功能分化。

表面涂层主要是羟基磷酸钙（HA）、磷酸钙复合物（TCP）等生物陶瓷材料。从理论上讲，HA、TCP等由于能和骨组织形成一种化学结合，更优于金属材料，但这类材料的物理性能不如金属。所以人们设想以钛为核心，表面喷涂生物陶瓷的复合材料种植体，希望既保证了种植体表面的生物亲合性，又保证了种植体的高强度和弹性。羟基鳞灰石属于生物活性磷酸钙材料，与骨无机物组成类似，通过涂层可以将其骨诱导性与钛金属良好的机械性能结合起来，形成良好的生物结合界面。目前，主要使用离子溅射、等离子喷涂、电泳等技术将羟基磷灰石在钛种植体表面涂层。

2. 种植体的宏观形态

多数学者主张采用旋转对称性设计，即单圆柱体，这是由于圆柱体不仅利于机械加工，植入工具及术式也易规范化，过去曾流行的锚状或翼状种植体已逐渐被淘汰。带螺纹的种植体由于易旋转就位、对骨组织机械损伤小、与骨组织密合程度高、接触面积大，初期稳定性好而在临床上更受欢迎。

种植体植入颌骨内的生物力学相容性也成为目前研究的热点之一。通过三维有限元法分析认为，种植体周围骨内最大应力均位于种植体颈部周围和种植体端的下方，且越近种植体根尖部，骨内应力越小。在其他因素不变的情况下，增大种植体颈部直径，种植体周围皮质骨内应力大大降低。研究认为，螺旋形种植体螺旋顶角的改变可以导致种植体在支持组织内应力分布水平的变化，并指出螺旋顶角为 60° 的种植体应力分布最合理。

3. 种植体微观表面形态

一些学者认为粗糙表面能与骨组织结合得更紧密，同时增大了接触面，因而许多种植系统在种植体表面喷涂了钛浆或其他生物性材料。但 Branemark 体系的研究者通过实验发现，当一个凹面直径小于 100fun 时，就会有碍于大细胞生物膜的长入，所以一个粗糙表面种植体的骨结合并不一定优于光滑表面种植体。

有学者从生物力学角度研究认为，表面有微孔的种植体会形成更好的种植体——骨界面结合，当孔径为 100 ~ 150mid 时，有利于蛋白的附着和骨细胞的向内生长，可获得最佳的结合强度。陈安玉研究表明由于表面微孔的存在，可在种植体骨界面形成机械的锁结作用，从而改变微界面应力的作用方式，使得在大界面上每一个区域均有小界面的压应力存在，使拉应力和剪应力转变为压应力；另一方面微孔增加了界面的接触面积，降低了平均应力水平，从而更有利于应力的合理分布。

4. 钛种植体表面骨组织工程

钛种植体表面骨组织工程主要是在表面生物活性材料的涂层，如羟基磷灰石（HA）作为细胞支架，研究种植体表面的细胞及细胞外间质附着，成骨细胞在骨结合中的生物学行为等。如果在良好生物相容性的涂层表面将分离到的自体高浓度成骨细胞、骨髓基质细胞或软骨细胞，经体外培养扩增后种植于表面，使其具有良好的个体生物相容性，排除个体免疫反应，与骨形成良好的结合，缩短骨愈合时间。这种骨组织工程可以大大加快生物材料在医学领域的广泛应用。

（二）种植体颈部

种植体的穿龈部被软组织包绕，种植桩周围的缝隙被胶原纤维组织形成的龈袖口所包围，有龈沟形成，沟底为连接上皮，紧贴于种植体的表面。与天然牙的龈沟不同之处在于：上皮袖口的连接上皮有明显的沿种植体表面移行的倾向；而且种植体的上皮袖口垂直高度远比正常龈沟深。学者们普遍认为，口腔黏膜与种植体之间如果仅是物理性结合，则可能缺少牢固的临床封闭作用。

（三）种植义齿上部结构

种植义齿上部结构是有义齿、义齿的金属支架、支架与种植基桩的连接部分组成。连接方式主要有两种：义齿的金属支架和种植基桩为固定连接，义齿和种植基桩为可摘式连接，即覆盖式种植义齿。

固位方式可用黏结固位，也可用可拆卸的螺钉固位。黏结固位是用水门汀或自凝树脂将上部结构黏固在种植体基台上。这种方法的优点是操作简单，固位效果好，前牙的美观效果也较好。但是一旦发生问题，必须破坏修复体后方可拆除。有些学者认为，用黏结固位方式时，若黏结剂选择合适，在需要时可以取下而不损伤种植体基台及固定装置。而且黏结剂可作为振动吸收器（shock absorber）缓冲咬合压力。另有学者通过三维有限元分析在种植体顶部与预制帽（prefabricated cap）之间增加一层树脂材料作为弹性层，种植体在受到猎力时有弹性层的预制帽移动而种植体没有移动，没有树脂弹性层的种植体却和预制帽一起移动了。这说明在种植体基台和冠之间增加树脂层起到模拟牙周膜的功能，能对应力进行缓冲。螺钉固位是将上部结构通过预制螺栓紧固在种植体基台上，其优点是可以拆卸、定期清洁。如果上部结构有损坏，可随时拆卸修补。但是螺钉固位对前牙的美观可能产生影响，后牙亦不利于调整咬合，制作精确度要求较高，操作复杂，成本较高。螺钉的松紧度也有要求严格的技术指标：过松，螺钉易松动脱落；过紧，易发生折断。有人认为单个种植体螺钉固位的最薄弱环节是基桩的螺丝，载力大时易从此处折断。Baianemait 系统固定螺钉是薄弱环节，易折断，但是义齿过载或咬合紊乱时，弱的固位螺钉将首先折断。较大的应力不会传导到种植体周围的骨界面，从而保护了种植体。但从长期的临床观察证明，修复体固位螺钉的松脱或折断依然是此修复方式的一个常见并发症。

全颌一般采取覆盖式种植义齿，其上部结构直接覆盖在基桩及其周围的组织上，受力时由种植体及其周围的组织共同支持，患者可自行摘戴。常用的固位方式有双层冠式、杆卡附着式、球形附着式和磁性固位等形式。有人对杆式附着体和球形附着体固位的义齿进行比较，认为具有弹性的塑料球形附着体有利于力的轴向均匀分布，比较符合种植体和黏膜共同支持义齿的设计要求，杆式附着体可能对种植体及周围骨组织产生不利影响。何佳凝等也认为杆的使用可在一定程度上增加支持力，从而减小后段牙槽嵴的负荷，但是由于杆在咀嚼运动中不能随下颌骨受力而变形，导致了种植体与骨界面之间产生较大应力。

（四）21世纪人工牙种植主要发展方向

（1）即刻种植作为一种新型的概念现在被诸多的学者和临床医生所研讨。

（2）随着种植体的发展，对种植体成功率的要求不断提高，所以对材料的要求也不断地提高，在将来集生物材料和生命材料为一体的新材料，如材料及其表面的酸蚀，以及纳米技术的应用等都将成为新的热点。

（3）牙周牙胚组织工程的深入研究必将为提高种植体的成功加上新的砝码。

（4）基因工程。日本日立公司医学小组宣布将会开发出与正常功能完全一样的基因牙，主要通过大量培养患者智齿附近的牙齿干细胞，然后制成齿胚，在牙模型里培育成牙齿，最后植入拔牙后留下的牙槽窝，这样植入的牙齿将会和天然牙一样，除能够进行咀嚼外，还可以向大脑传递信息。英国伦敦Paul Sharp教授利用基因干细胞培育方法让老鼠成功长出了"定制"的牙齿，并进一步利用基因疗法使患牙得到再生，促使口腔内患牙在原来位置的组织上进行再生；美国得克萨斯州大学Dougall教授在接受BBS采访时表示："科研人员现已利用实验鼠的干细胞培育出鼠牙，这证明可以在培养皿中制造牙齿，这一成果将会成功地运用在人身上，解决目前牙病患者因戴假牙而产生的各种不适应症状问题。并且未来十年之内在牙科手术中，人们将可以使用在实验室培养出来的牙齿。"

总之，随着口腔医学的不断发展，口腔种植必将成为牙齿修复的新生代，且已超越了发展阶段进入了临床应用阶段。国际种植学界公认，口腔种植学的未来将朝着简化治疗程序、降低成本的方向发展，同时在口腔医学中将占有极其重要的地位。

第四节　口腔修复学与相关学科

一、微生态学与口腔修复学

（一）口腔微生态环境

1.口腔微生物的来源、分布与附着

子宫中的胎儿通常是无菌的，出生时会与产道中的正常菌群接触，与空气和产后护理者接触后携带细菌。新生婴儿的口腔通常是无菌的。从第一次母乳喂养开始，婴儿的口腔就开始暴露于微生物中。这是建立口腔菌群的正常过程的开始。此时，婴儿口腔中的微生物类型和数量很小，可能无法在口腔中成功定殖。为了成功地在口腔的不同部位定殖，微生物种群必须首先上升或停留在特定部位的表面上才能在该部位生长和繁殖。由于口腔中融合部位的类型不同，因此口腔微生物的种类和数量比较复杂。口腔为微生物定居提供了两种不同类型的表面：硬组织（牙齿）和软黏液上皮。根据口腔结构和理化性质的变化，可将其分为几个生态区。由于这些生态区的环境不同，它们的菌群组成也不同。例如，变形链球菌在坚硬的表面上定居以形成噬菌斑。不同牙菌斑的细菌组成也是不同的，仅在直立牙齿或去除缺失的假体后修复全口义齿时出现，而当口腔中没有牙齿时消失。软组织表面主要是需氧或兼性厌氧细菌，例如链球菌。厌氧菌主要在低氧环境中定殖。白色念珠菌和乳杆菌很容易在丙烯酸义齿或其他口腔内装置中定植。

由于口腔复杂的生态环境，它为不同类型的微生物定植提供了良好的条件。由于不同生态区域中的视（氧化还原电势）值、营养物质和细菌本身的黏附着能力等因素具有一些内在的差异，这与微生物种群的分布有着密切相关的关系。微生物与口腔的附着取决于以下因素：①接触，宿主与微生物可能紧密接触并相互作用；②细菌数，指在一定时间内进入口腔的微生物数量；③接触频率，指单位时间内微生物进入特定环境的次数。④吸附，这是微生物定植的本质。必须首先将导入口腔中的微生物在所停留的部位被吸附，再生长的定植才可能成为正常口腔菌群的一部分。在口腔微生态系统中，细菌吸附具有其特异性。选择性吸附是口腔菌群的重要特征。

2.菌斑的微生态系统

菌斑是口腔微生物在牙面和修复体表面形成的一种结构，是口腔感染性病变的始动因子。菌斑的微生态系包括牙面或修复表面、获得性膜或义齿薄膜、菌斑菌及其基质、唾液因子和外源性食物等。在菌斑中，细菌占50%~60%，但只有1%~10%可培养出来，厌氧菌与需氧菌之比约为（2~12）：1。在口腔不同部位，菌斑菌的组成不同，且多变，不处于任何一个固定状态。早期菌斑中需氧菌较多，随菌斑形成时间的增加，厌氧菌的数目随之增加。由于菌斑中细菌组成的变化，菌斑内各种代谢活动也随之发生变化。

虽然菌斑是口腔感染性疾病特别是龋病的始动因子，但并非所有的菌斑均能致龋，致龋性菌斑的微生态学特征为：①对蔗糖的利用快且以产乳酸为主。②合成细胞内多糖的细菌量多，接触蔗糖15min后，20%以上转化为细胞内多糖。③合成胞外多糖量多且分解该糖后产生更多的有机酸。④含变形链球菌数量多。

在菌斑微生态系中，各生态因子的变化和相互作用影响菌斑的生态平衡，改变菌斑的生态因子将改变菌斑的致病力。菌斑微生态系是口腔微生态系的一个重要组成部分。

3.影响口腔微生态系统的因素

口腔微生态学性质与人体其他部位不同。由于口腔内特殊的环境，如适宜的温度、湿度、营养源、解剖结构的复杂、理化性质的差异等，为口腔内各种微生物的生长、繁殖、定植提供了良好的环境和条件，这些微生物在口腔不同部位共栖、竞争和拮抗，与宿主口腔的健康有着密切的关系。因此，不应把口腔看作是一个均质的环境。同时，口腔微生态环境也绝不是长期固定不变的，从乳牙脱落到恒牙萌出，口腔微生态系发生了很大的变化。由于口腔各生态区（栖息地）的特性、宿主细胞和微生物细胞表面结构和成分的差异，形成了口腔微生态系的定植特性，影响这些特性的因素包括以下几点。

（1）脱离力。口腔微生物常受到黏膜上皮的脱落作用和一些生理的或机械的因素影响，这些力的运动使微生物脱离口腔组织，称为脱离力，如唾液流动、肌运动、咀嚼磨擦、吞咽等。

（2）留区。口腔内滞留区可使口腔微生物免受各种脱离力的作用，为其定植提供保护性环境。

（3）pH。很多微生物需在接近中性的环境中生长，口腔的pH主要受唾液控制，一般无刺激全唾液pH平均在6.75左右。这种由唾液浸泡的口腔环境为微生物的生长提供了适宜的pH环境，但随着口腔内糖的供给与消耗，细菌代谢产生的酸会导致pH的下降或上升。

（4）唾液。唾液是菌斑生长的直接环境，是口腔微生物的培养基和菌斑菌的营养来源之一。不同个体的唾液，其化学成分、pH值和唾液流速、流量均有差异。口腔内唾液流速、缓冲能力、钙、磷、氟的浓度在24h内均有变化，这种变动使人难以精确测定。此外，唾液中的一些防御因子，如唾液溶菌酶、过氧化物酶——硫氢酸盐—过氧化氢抗菌系统、唾液免疫球蛋白等，可以选择和控制微生物在口腔定植的种类和数量。因此，唾液在口腔微生态学中起着重要的作用。

（5）口腔微生物间的相互作用。微生物间存在着共生与拮抗作用。共生指在有机联系的条件下，微生物彼此都能受益，这种现象在口腔微生态系中广泛存在，它调节着口腔微生态系，特别是菌斑微生态系的组成。拮抗是指一种微生物可以产生不利于另一种微生物生存的代谢物质，从而改变微生物的生长环境。如在菌斑微生态系中，变形链球菌等分解糖类产生酸，降低了菌斑微生态系的pH值，使非耐酸性细胞不能生存或死亡；菌斑微生态系中还含有细菌素——由具有染色体外基因的细菌合成的一种休养菌蛋白质，它可以通过抑制蛋白质合成、影响DNA代谢和能量代谢杀伤对细菌素敏感的微生物等。

（6）碳水化合物。碳水化合物是口腔微生物的主要能源，人体摄入碳水化合物的种类和数量直接影响口腔微生态系中微生物的种类和数量。

（7）黏附。微生物的黏附是菌斑微生态系的一个重要部分，其随细胞表面自由能的增加而增加。此外，生物还可通过其代谢产物进行黏附，或微生物之间直接发生聚集。微生物的黏附会受到唾液成分的影响。

（二）义齿修复与口腔微生态系的关系

人类口腔微生态环境与大自然的生态环境极其相似，唾液一方面能冲洗口腔和牙齿，使口腔和牙面清洁；另一方面又使食物残渣沉积于牙面，将营养物质带给牙面不同部位的微生物丛，使口腔微生态环境处于动态平衡过程中，这种平衡一旦被某些因素（如牙列缺损或缺失后使用义齿修复等）打破，就会造成微生态失调，从而引起微生物的种类和数量的变化。

1.固定冠桥修复对口腔微生态系的影响

固定冠桥是一种人工修复器，会引起整个口腔或口腔某一部位微生态环境的改变，有可能导致龋病及龈炎的发生。

以前人们一直认为，修复体之所以引起牙龈炎症，是由于其解剖外形不规则、边缘粗糙及修复材料溶解的化学作用所致。但后来的研究表明，炎症是由于疏松牙石内的碎屑产生的细菌毒素所致，如果菌斑与牙龈接触，即使无牙石沉积，也可引起牙龈炎症。所以，引起牙石或菌斑沉积的任何因素都可导致龈炎发生，这些因素包括修复体所用材料冠边缘的位置、牙冠外形、邻间隙的大小、桥体组织面的形态等。

2. 可摘局部义齿对口腔微生态系的影响

可摘局部义齿（removable partial dentures，RPDs）是目前牙列缺损的主要修复方法之一，但戴用 RPDs 后，口腔原有的微生态平衡遭受破坏，基托与基牙及黏膜之间、卡环与基牙之间均形成新的、特殊的生态环境和滞留区，其间的唾液流速、流量、pH、劲值和供氧条件均发生变化，口腔的生理性自洁作用减弱，使一些口腔微生物如变形链球菌的数量增加，变形链球菌 CFU（菌落形成单位）占唾液及菌斑中可培养总菌的 CFU 的比例增加，使基牙发生龋病及牙周病的危险性增加。RPDs 各部件如卡环、基托、铸造金属支架等均可引起口腔微生态环境的改变。

3. 牙列缺失及全口义齿修复对口腔微生态系的影响

在人的一生中，牙颌系统经历了无牙、乳牙、恒乳牙交替、恒牙、牙列缺损和缺失几个阶段。由于口腔结构的变化和口腔微生物的特异性，在每个阶段口腔微生物的种类和数量均有变化。有研究证实，口腔厌氧性微生物的存在与天然牙列密切相关，牙列缺失后，口腔菌系恢复到以需氧和兼性厌氧菌为主的状态，厌氧性微生物的数量减少，特别是变形链球菌和溶血链球菌消失。当戴用全口义齿后，这类微生物又重新出现，使厌氧性微生物占口腔可培养总菌的比例升高。

牙列缺失不仅影响口腔菌系，也影响唾液的分泌量和成分。牙列缺失后，口腔黏膜萎缩变薄、弹性减小、唾液腺萎缩、唾液分泌量降低，出现口干症状。有人对因龋失牙和因牙周病失牙的无牙颌患者在义齿修复前后混合唾液分泌量及某些成分的含量进行了研究，结果表明：因龋失牙者，基础唾液和刺激性唾液分泌量低于正常人，唾液中儿茶酚胺量及 K^+、Na^+ 量较低，组胺及总蛋白量则较高；全口义齿修复后 1 个月，唾液分泌量有所增加，各种成分接近正常。而因牙周病失牙者唾液减少，儿茶酚胺及总蛋白量正常，K^+、Na^+ 及组胺量升高；义齿修复后，唾液分泌量增加，组胺及 K^+、Na^+ 量降低，儿茶酚醋胺及总蛋白量正常。

这表明，义齿修复后，检查唾液分泌功能，有助于客观评价患者对义齿的适应过程及义齿的效率。

4.义齿修复引起口腔微生态系改变导致菌斑指数升高的原因

义齿修复之所以引起菌斑指数升高，导致致病菌数量增加，归纳起来可能有以下几种原因。

（1）义齿修复后，口腔原有的微生态平衡遭受破坏，形成更多滞留区，其环境有利于口腔微生物的生长与繁殖，又因口腔自洁作用减弱，微生物所受的脱离力减小，有利于微生物的附着与定植。

（2）义齿修复后，唾液流速变慢，流量减少，食物残渣更易沉积于牙面，为牙面微生物提供更丰富的营养物质，有利于细菌的生长，形成更多的菌斑。

（3）细菌表面存在着一定的自由能，疏水作用对细菌吸附于固体物质表面起着重要作用。Dexter 指出，随固体物质表面自由能的增加，细菌吸附的数量也随之增加。Gerson 和 Scheer 报道，与吸附过程有关的界面自由能的改变将影响细菌对疏水表面的吸附。同时，他们还发现，白色念珠菌表面的自由能比塑料基托材料表面自由能高，这可能是白色念珠菌易吸附于丙烯酸酯类基托材料上而引起义齿性口炎的一个重要原因。

（4）丙烯酸酯类义齿材料中含有无数微小气孔，可为白色念珠菌提供更多的隐藏区域而使其大量繁殖。

（5）有人报道，戴用 RPDs 后菌斑沉积量和义齿性口炎与人类 ABO 血型有一定关系。Nika-wa 调查 2 名戴用 RPDs 的患者的菌斑沉积量、义齿性口炎和人类 ABO 血型的关系后发现，O 型血患者较其他血型患者菌斑沉积量多，义齿性口炎也较严重。这一原因在临床上还不完全清楚，可能是基托表面所黏附的血清蛋白和唾液蛋白对细菌的吸附产生不同的影响所致。这就提示基托组织面所黏附的蛋白质可提供特殊的受体位。因为体内实验表明，某些血型的体液中具有免疫作用的糖复合物可影响细菌对义齿表面的吸附。

（6）患者的口腔卫生状况是影响义齿修复后菌斑沉积量的重要因素。Budtz 指出，保持义齿良好的卫生，是维持戴义齿者口腔黏膜健康的一个重要措施，义齿上的菌斑对口腔黏膜和全身健康都是有害的，它是患者日常口腔卫生状况的反映。口腔卫生不良与菌斑指数升高有着不可分割的因果关系，口腔卫生不良在很大程度上会导致口腔微生态平衡的严重破坏。

综上所述，无论是固定义齿修复，还是可摘局部义齿或全口义齿修复，对口腔微生态环境的变化和组织的反应都有一定的影响，其影响程度主要取决于口腔卫生状况的好坏。保持良好的口腔卫生，减少菌斑的形成，降低菌斑中致病菌所占的比例，是降低义齿修复后龋病、牙周病发生率的有力措施，而这些病被认为是口腔微生态平衡失调所致的生态病，所以保持口腔微生态平衡是义齿修复前必须考虑的问题之一。

二、色彩学与口腔修复学

随着人们生活水平的日益提高，牙体、牙列缺损的修复学不再仅仅强调咀嚼、使用耐久性、发音等功能性的恢复，而更注重局部与整体的美观、协调与个性展现。

把两个颜色调节到视觉上相同或相等的方法叫作颜色匹配。在实际临床工作中，病人对修复体形态的轻度偏差是可以接受的，但对微小的颜色偏差是很敏感的，是不能接受的，这是因为轻度的颜色偏差是很容易被看出来的，而轻度的形态偏差却不易被察觉。

研究牙齿颜色的匹配需要有生理学、物理学、牙科材料学等多学科的知识。多年来，国内外学者们一方面致力于天然牙颜色特征的分析和测量等临床因素研究，另一方面还致力于各种金属、瓷粉性能、制作工艺及计算机程序设计等非临床因素的研究，并将研究结果用于指导临床修复工作。

（一）色彩学基础

颜色是视网膜的活动及由此而致的神经冲动所引起的感觉。它不单取决于物体辐射对人眼产生的物理刺激，还取决于人眼的视觉性。

1. 色彩的生理基础

当光线被物体反射/透射，光线进入人眼，并在视网膜中成像。视网膜通过光刺激接收有关物体亮度和颜色的感觉信息，并将该感觉信息通过视神经传递到大脑的视觉中心，以形成"色知觉"。

视网膜分为三层。最外层是视杆细胞和视锥细胞。第二层是双极细胞和其他细胞。第三层主要包含神经节细胞，它们附着在视神经上。锥体细胞和杆状细胞执行不同的功能。视锥细胞是明视觉器官，而视杆细胞是暗视觉器官。视锥细胞可以区分物体的颜色和细节，而视杆细胞只能在较暗的条件下工作，适合在弱光下观看，但它们不能区分颜色和细节。

由于在视网膜受体的外部部分中存在光敏视觉色素，因此人类可以区分亮度和颜色。人类视杆细胞，类似于照相胶卷中的感光胶乳的光敏化合物，其在暴露于光线时会被破坏而导致白化，而眼睛在进入黑暗时会再一次合成。当人从明亮的地方走到黑暗的地方时，视觉灵敏度从低逐渐提高，这就是一种黑暗适应。黑暗适应程度与视紫红质的合成程度一致。

视锥细胞有三种类型，每种视锥细胞都包含三种（红色，绿色和蓝色）敏感的视觉色素。通过混合三个锥体的刺激程度，可以产生各种颜色感。当三种类型的红色和绿色细胞同时被激发时，人们会感到黄色的感觉。当红色和绿色细胞的兴奋程度很高时，人们会产生橙色的感觉。当细胞中绿色的细胞兴奋度大时，会使人感到黄绿色；如果感觉绿色的细胞和感觉蓝色的细胞共同兴奋时，就会使人产生蓝绿色的感觉。当感觉红色的细胞和感觉蓝色的细胞一起兴奋时，因为这两个细胞的兴奋程度不同，它们可以使人感觉到红色、紫色和蓝色。因此，这三个视锥细胞的兴奋程度和组合方式不同，使人们感受到不同的色调。当三个细胞的兴奋性按一定比例混合时，会产生消色感（黑色，灰色，白色）。当三个锥体的兴奋程度大时，会使人感到明亮；当兴奋程度小时，人们会感到黑暗；没有兴奋时，人们会感到黑暗。

2. 非发光物体颜色的产生

人能够感知色彩的原因有光、物体和作为接受物质反光的感受器——眼睛，以及处理感受器刺激的大脑。

（1）光的波长与颜色：我们感受的色彩是电磁放射一部分，在一定的波长范围内因发光而明亮所以称为光。可见光的波长在 380 ~ 780nm 范围内，若透过多棱镜进行分光，可以观察到单一光谱的光带。

（2）照明光源与颜色：光源对物体颜色有举足轻重的影响。照明光源有太阳、荧光灯、水银灯及卤钨灯等。由于照明光的种类不同，即使是同一物体我们也可以看出不同的色彩，也就是说，物体本身的色彩受到照明光的限制的影响。此外，同样是在太阳光下，在不同的时间（由于早晨和中午太阳的高度不同），即使是同一颜色的物体，早晨看时感觉的色彩和中午看时感觉到的颜色也会有明显不同。而白炽灯或荧光作光源时，由于它们都具有各自的特性，所以看到的颜色也不相同。

（3）非发光物体颜色的产生：颜色的产生首先是由于物体对光源的光谱成分具有选择性吸收和反射的性质。这种物体本身的光谱特性是物体产生不同颜色的主要原因。光射到物体上，可能发生反射、吸收和透射；在透明体上，可能发生反射、吸收和透射。对透明体而言，它的颜色主要由透射光谱的组成所决定，而不透明体的颜色则由其反射光谱的组成决定。

总之，物体的颜色是由光源的光谱分布、物体本身的光谱特性以及人眼的视觉特性共同决定的。

（二）天然牙的色度特点

修复体与余留天然牙之间良好的颜色匹配会受到两方面因素的影响：第一，修复体本身的颜色范围与人天然牙色范围是否重合；第二，从修复材料颜色系列中选择恰当的颜色与余留牙匹配。这两者均需要依赖于人天然牙颜色研究所获得的资料。

1.天然牙齿的组织学基础

天然牙的整体颜色效应是釉质表面对光的反射及釉质和本质对光的散射与折射综合作用的结果。天然牙的外部形态、内部结构和成分，以及含水量的变化都将影响最终的颜色测试。

（1）牙釉质。牙釉质是无色透明的物质。牙釉质主要由羟基磷灰石组成，还含有少量的水和有机物。贯穿整个搪瓷层的搪瓷柱和高折光力间隙柱包括靠近光纤的结构，单反射、吸收、透射光的路径。Bosch 和 Coop 将 28 颗无牙釉质的孤立牙齿的颜色与牙齿的全色进行了比较，两者非常相似。他们认为，牙齿的颜色在很大程度上取决于牙本质，而牙釉质只起很小的作用。门牙 1/3 较厚且更透明，中间 1/3 较薄，颈部 1/3 较细，更容易显示出牙本来的颜色。

牙釉质调节牙齿的亮度，并影响牙齿的质量。它的厚度和颜色决定了它如何吸收、反射来自牙本质的光。不同的个体有不同程度的牙釉质矿化，它们的光学特性不完全一致，显示的颜色也可能略有不同。牙釉质基质形成过程中摄入过多的氟化物会导致酶不足，而成熟时钙的摄入不足会导致酶不足，这会影响甚至破坏牙釉质的透明度。

（2）牙本质。牙本质决定牙齿的颜色。牙本质构成了牙齿的大部分结构，因此对牙齿的颜色贡献最大。牙本质的光谱范围很窄，大多数是黄色、浅棕色或深棕色。牙本质的复杂结构可能导致入射光发生散射，因此使牙本质具有一定程度的清晰度。次生牙本质为亮黄色或透明黄色，不规则的中间牙本质通常具有黑色斑块。牙本质形成过程中摄入四环素会形成四环素黄色和橙黄色光泽的牙齿。

（3）牙骨质。牙骨质是环绕牙齿根部的薄层钙化组织，呈暗黄色。

（4）牙髓。牙髓占据整个牙髓腔，随着年龄的增加，髓腔逐渐变小，从而为修复体的牙体贴制提供必需的美学空间。

2. 天然牙冠颜色特点

早在 20 世纪 30 年代 Clark 就指出，大约需要 800 种颜色才能完全模仿出在口腔内环境下人眼所能识别的牙齿所有颜色，其中一半是颈部色，另一半是切端色。这说明天然牙颜色范围广、变化大。不同人种、地区、性别、年龄、不同牙齿，甚至同一牙齿不同部位，其颜色都可能有差异。Good kind 采用固定托架的光纤饱和度扫描测色仪，使光纤头与被测牙面垂直，测量了 2830 颗上下颌口内活体前牙唇面颜色。结果显示：①牙色与年龄有关，35 岁以后，牙色逐渐变暗，偏红，饱和度增加，而牙颈部却变得更黄。②牙色与牙位有关系，通常上前牙的平均色相比下前牙偏黄，尖牙比切牙暗，上颌中切牙的平均明度最大。③牙色还与性别有关，女性牙色轻度偏黄，明度更高，但饱和度相对较小。

关于牙齿颜色的变化规律的研究归纳起来有以下几点：

（1）同一颗牙齿各部分的颜色不同，并且切端和颈部的颜色受周围环境的影响很大，因此牙齿中部的颜色更具代表性；就亮度而言，牙齿的中间是最大的，龈端与切端相近。其次是中间部位，切端的半透性增加，所以色彩度比较低；在牙体的切端与中部色调偏黄，然而颈部因为受到牙龈的影响所以呈现偏红的黄色。

（2）上前牙的中切牙光泽度最高，其次是侧切牙，最后是尖牙。就色彩度而言，尖牙是最大的，侧切牙和中切牙的色调比尖牙和侧切牙更要偏黄一些。与上，下侧牙相比，前上牙为黄色，而上门牙则稍白。

（3）随着年龄的增长，牙齿的颜色发生变化，特别是中年以后，牙齿的亮度下降，色度增加，颜色变深和变红。

（4）与不同性别相比，女性的牙齿比男性的牙齿更加明亮，而亮度要略低于男性。女性的牙齿呈淡黄色。也有报道说，男性和女性前牙之间没有差异。

（5）活髓牙的亮度高于死髓牙的亮度，半透性也较大；死髓牙彩度大，色调偏红黄。

（三）临床比色指南

（1）除去沉积在牙齿上的烟斑和茶垢，为比色创造中性环境。

（2）嘱患者擦去口红或卸去浓妆。

（3）身着艳丽服装的患者，则需要在其表面覆盖中性色治疗巾。

（4）调整椅位，使患者口与医师的视线平齐。

（5）最好在备牙前，即医师的眼睛还未感到疲劳时为患者比色。

（6）每次比色不超过 5s，否则易造成视锥细胞疲劳。延长观察时间，会使锥体细胞紧张而导致对色彩度和明亮度的感受性降低。往往第一次所选的颜色最正确。

（7）每选一次色后，都要凝视蓝色卡片或病人的治疗巾，以提高眼对牙齿颜色的敏感性，因为延长观察某一颜色会产生一个负后像，这个负后像是原来颜色的补色。蓝色正好是黄色（牙齿的主要颜色）的补色。

（8）用眼睛斜视或瞟的方法来观察判断明亮度。半闭眼可以减少进入眼的光线，使锥体细胞变迟钝，而边缘杆状细胞，即区别明亮度的细胞变活跃。

（9）磨去比色片的颈部，因其易导致比色发生偏差。

（10）迅速浏览比色板，用排除法选出若干近似色的比色片。

（11）在变化的条件下（牙面的干燥与湿润、唇的收缩与放松、不同角度的光源）比较所选的比色片。

（12）在不同的光源条件下（颜色校正光、白炽光、荧光与日光）评价所选的比色片的颜色，尽量消除条件配色作用。

（13）选择比色片时要以尖牙为参考，因尖牙是牙齿主要色调中彩度最高的牙。

（14）注意牙齿在牙列中的颜色变化。上颌中切牙的彩度与上颌磨牙相似，下颌切牙较上颌切牙低一级彩度，上颌尖牙比上颌切牙高二级彩度。

如果不能精确比色，则要选择色彩度较低而明亮度稍高的颜色。因为对于一个修复体来说，降低色彩度与提高光亮度是非常困难的。

三、美学与口腔修复学

（一）美学在牙医学中的地位与功能

牙医学创建于 18 世纪，由于牙齿特殊的解剖学和生理学特征，牙医学一开始就与美学相互交叉渗透，直到 20 世纪 20 年代美国"好莱坞牙医学"诞生，人们才开始认真研究牙医学中的美与审美问题，并试图理顺牙医学与美学的关系。经过国内外牙医学界几代人的探索，美学牙医学这门新兴学科逐步形成并走向成熟。孙少宣教授曾详细阐述了美学在口腔医学中的地位和功能，对我们有很大的启迪作用。

1. 美学在牙医学中的地位

美学牙医学创始人，美国著名牙医 Pincus 曾提出，美学牙医学是继生物学、生理学、机械学之后的第四维临床牙医学。他充分肯定了美学在牙医学中的作用和地位。

美学牙医学实践是一种医学审美活动，由于人的感知不同可导致不同想象，情感不同又可造成审美感受上的差异。牙科病人求美心理往往受社会角色、文化素质、审美观点等多种因素的影响，为获得医患间趋于和谐的审美交流，在临床工作中能把握好正确的审美导向，并自觉地运用美学手段处理一些技术问题，牙科医生必须具备丰富于患者的美学知识，超前于患者的审美能力。

随着人们对牙医学需求理念发生变化，需求层次不断提高，牙医学临床中一些新的美学思维和行为方式摆在牙科医生的面前，也在一定程度上考验着牙科医技人员的审美修养和技艺水平。根据我们近年来的临床观察和实践，诸如 SPA 个性排牙，"贵族牙科医学"概念，装饰义齿，电脑影像技术等挑战性的课题，值得我们去思索。

（1）SPA 个性排牙的审美属性。自然、协调、逼真，属于较高层次的美学标准。典型排牙法千篇一律，只能达到整齐的目的，常被称为"托牙相（denturelook）"。SPA 排牙法就是根据性别（Gender）、个性（Personality）、年龄（Age），选择假牙的形态、颜色、大小，并对前牙排列做适当调整，模拟天然牙列中某些不整齐状态或微小缺陷，赋予患者以真实、生动的美感，具有回归自我、表现个性的魅力，是灵活运用排牙原则模仿自然的一种创造，也是"多样统一"美学法则的体现。个性义齿在我国逐渐被接受，反映了人们审美观的进步。然而体现个性应掌握分寸，曾有患者带来钻石或黄金要求镶入前牙唇面，这种纯属装饰性质的"装饰义齿"虽然在西方早有出现且较普遍，但在我国与大众审美观尚有较大差距，能否满足患者这种特殊要求应持慎重态度。

（2）"贵族牙科医学"的美学因素。随着社会的发展，市场经济规律已逐渐渗透到牙科的临床实践中。在传统的"救治服务"的基础上，美容牙科已成为一种具有享受性质的高消费服务，可以满足患者不同水平的需求和不同的经济承受能力。在这种情况下，"贵族牙科医学"的概念应运而生。在经济发达地区，人们就像消费者进入购物中心选购自己需要的东西或者服务一样，来牙科购买牙科美容服务。例如，牙科诊所的美学环境十分讲究，房间的布局和色彩都富有美感，房间里回荡着柔和的音乐，或者在牙椅的头靠上设计了音乐枕头，给人以舒适的感觉。香气背景更是经过精心设计的，患者可以根据自己的喜好，按动墙壁上的香气控制按钮选择不同的香气。这样，患者不仅获得了审美感觉和艺术上的满足，而且还接受了牙科美容治疗。

（3）计算机影像技术的审美功能。电子技术的进步影响了我们社会的方方面面，美容牙科也不例外。计算机成像技术将改变当前的牙科治疗程序，为医生提供更多的治疗选择，并为患者提供更广泛的服务。在计算机图像成熟之前，要研究和传达笑容的美感非常困难，因为人体不是可塑的黏土，可以允许研究人员进行随意塑造。今天，我们可以进行各种模拟，通过颜色比较、计算机建模和分析，选择最佳的解决方案，从而可以节省临床时间，减少牙科衰竭的发生率。由于计算机成像技术已成为现代美容牙科最有效的辅助工具之一，因此，牙医需要及时微调知识结构，并具备计算机操作技能，以满足快速发展的美容牙科的需求。

2. 美学对牙医的作用

长期以来，美学印象的奥秘是无法预测的，或者美学无处不在的想法是肤浅的。在过去的十年左右的时间里，我们在临床研究的背景下仔细研究了美学的各个方面，我们的思想逐渐变得更加清晰，相关关系也逐渐趋于合理化。综上所述，美学赋予牙科医学以下四个功能：美学是一种哲学观念，在宏观层面具有优化功能和发光功能，而美学作为一种方法和工具，在微观层面也具有功能，即实践功能和指导功能。

（1）实践功能。所谓实践功能，就是直接运用美学手段处理牙医学临床中的技术问题，包括医学方法不能解决的难题。例如美学对色彩学的研究远比医学早且更为深刻，牙科医生早已借助了美学对色彩学的研究成果，而且其依存关系被越来越多的人重视。从三刺激值和孟塞尔表色系统到颜色的匹配，临床比色环境、比色技巧、比色记录、色彩传递信息、自然色调再现、计算机检索及计算机比色等多层面均已进入到临床应用阶段。日本专门成立齿科色彩学会，发表论文，出版专著，培养博士生，足以说明色彩学这一美学方法在牙医学中的实用价值和应用前景。

"视错觉"本来是美学领域的研究课题，如今已成为美容牙科用来解决临床疑难病例的一种手段。当前牙修复缺隙过大、过小、过长、过短时，常规处理方法总是不尽人意，美学效果较差，然而利用视错觉原理，将牙齿轴面角修整，改变唇面突度和受光面积，却能使病人满意而归。又如利用美学中关于光的漫反射原理，增加牙齿唇面纹理，可获得真实、生动的质感；利用"色深显窄显远，色浅显宽显近"的原理,选择人工牙的明度,可改变牙齿唇舌向位置的视觉效果;利用"分割增多,面积显小"的原理,处理唇面发育沟及其深浅,来改变个别牙的视觉大小等,这些美学原则都能为美容牙科实践带来直接帮助。

(2)指导功能。美学对提升牙医技艺水平的指导功能,在国外早已被普遍认识。国际美学牙医学会主席 Goldstein 指出:"虽然美不是绝对的,但是某些美学原理可以转化为牙科技艺却是相同的,知道一些原理比单纯靠直觉重要。"

近年来,中国研究人员的实践证明,美容牙科的一些关键技术指标(如颜色、形状、大小、调节和咬合)均接受了现代美学和医学美学的理论指导,口腔医学美学已广泛渗透到临床设计、手术技巧和效果评估中,牙齿和面部美学之间的协调关系是正畸和口腔修复的最高追求。一个例子是黄金分割定律的美学原理,该原理用于确定前牙粉龈径和近远中之经,在调整牙齿的过程中指导上颌前外侧牙齿移位的速度,并选择牙齿距离的比率,达到事半功倍的效果。另一个例子是"格式塔"美学理论,它对协调前牙的伸长和表面轮廓,确定颊线的方向和上颌中央切口的形状具有重要的指导意义。

(3)优化功能。美学可以增强审美能力并铸就深厚的文化内涵。尽管无法触摸或捕捉一个人的审美能力,但就像可以感受到微风,对其审美能力会有直接的感受。牙科的美感和审美观是客观存在的,如果可以检测到,则检测的深度以及是否可以应用于临床,取决于个人的审美能力。

人们对美的感觉是分层的,即美学从浅到深分为三个层次:①直觉审美能力,接受事物的外在美是自然的,并强调诸如通俗、情节、装饰、外表等审美因素。②知觉审美能力,主体的总体结构是美丽的,普遍性较弱,内涵是深刻的,让我们能在平时常见的物象中发现美的本质。③理性的审美能力,接受物体内在美的内在含义,达到最高水平,体现"欲望",具有丰富的创造美的能力。鉴于美学越来越直接和深入地介入牙科,我们认为牙医至少应具有知觉审美能力。

(4)启迪功能。任何有科学成就的人都善于观察事物,善于通过美学技法灵感,这是因为美学具有启发创造性思维的功能。从美学的角度思考问题,可以为科学研究提供新的思想和指导方向,这在科学发展的历史中很普遍。近年来,在我们取得的几项研究成果中,其中有两项与美学思维密切相关。

(二)口腔医学美学研究的特征及实践价值

口腔医学美学研究具有以下特征:

1.边缘性

牙科美学是一门新兴的学科，随着新医学模型的出现而萌发和兴起，并且是医学美学的主要分支之一。不断完善的医学美学学科体系形成于许多学科的前沿，例如生理学、解剖学、生物化学、医学理论、伦理学、心理学、社会医学、康复医学、骨科等。这些医学美学的学识分支将医学和美学带入了现代医学模型的宏观背景，从社会科学和人文科学、自然科学和医学的交叉学科，融合发展为一种新型的边际学科并进一步完善。

2.创造性

牙科美学研究的基本点是将美学理论和美学原理应用于牙科的理论和实践，以及根据美学的基本规则，进而实现牙科创新研究的科学方法和思维方法。

3.和谐性

牙齿美学的美学环境的主要特征之一是和谐。从现代科学概念的角度来看，人类的审美环境受自然、社会和人为因素的影响。只有自然审美环境和社会环境的有机结合，才能形成人类赖以生存的和谐的人类审美生活环境，这种和谐的平衡是人类健康的基本条件。

4.整体性

这是牙科美学的统一。医学的整体观点和美学的整体观点都强调了人体的整体性及人与自然社会环境之间的充分统一。两者的融合推动了医学美学整体观的形成，医学美学的一般特征是医学美学研究的基本原理。牙科美学通过人体口腔、牙齿和人的容貌的美观来作为着眼点进行观察，从整体上考虑人体的口腔和其他成分，并将其与外部社会和自然环境联系起来，使牙科美学研究在微观和宏观上趋于统一。

5.实用性

牙科美学以口腔临床实践为主要研究对象,其研究成果直接服务于临床实践,指导口腔医疗、教学和医学科研发展到更高层次的艺术美感。

医学的任务之一是研究疾病的预防和治疗，维护个人和群体的健康以及维护和塑造人体美。医学美学研究是在医学领域应用美学原理和美学知识，实践医学美容和医学美学意识及人体美容的构成原理等,以提高医学美学领域的美学水平。医护人员按照美容原则指导医学实践并达到最高质量的治疗效果。牙科美学研究的实用价值体现在以下几个方面：

口腔医学美学的兴起和发展，有利于促使口腔医务工作者把美学的一般原理和规律应用到医疗实践、科研和教学中，通过生理—心理效应来解决口腔医学领域中的一系列美学问题，对提高临床操作技艺和医疗质量，完善口腔医学学科体系，具有深远意义。与此同时，口腔医学美学的发展，必将对口腔社会伦理学和医学辩证法等相关学科和方法论产生深远影响。

口腔医学美学的兴起顺应了 21 世纪医学以人体科学为目标的发展趋势。其研究成果将对丰富口腔医学宝库、充实口腔医学体系做出贡献，同时对更新口腔医学工作者的知识结构，使其能够胜任更高质量的医疗服务产生深远的影响。

口腔医学美学已经或即将成为一门举足轻重的边缘学科。各种口腔颌面美容保健措施和美容整形方法将向艺术高度发展。各种艺术疗法，如音乐疗法、色彩疗法等在口腔疾病的预防和治疗中将发挥特殊的作用。而且，随着审美因素纳入各种医疗过程，将进一步产生分科医学美学，如口腔颌面整复美学、口腔修复美学、口腔正畸美学、口腔材料美学、口腔预防保健美学等，这些分科将日趋全面地体现美学对口腔医学各个环节的指导作用。

（三）口腔修复医学的美学发展

现代人类物质文化生活的不断丰富，使得医学美学越来越具有吸引力。随着牙科修复技术的发展，传统牙科美学与修复技术的有机结合在丰富牙科修复理论，促进牙科修复实践中发挥着重要作用。口腔修复的理论和临床医学技能必须符合医学美学的理念。利用牙科修复术创造美丽已经成为牙科修复手术追求的目标。

1.口腔修复医学中的艺术美

艺术之美是艺术家自觉地处理社会和自然事物的结果。在口腔修复中还展现了牙齿修复的艺术美。如果使用光固化的修复技术来治疗变色的牙齿，则应充分考虑其造型和装饰美感，要使其形状逼真且颜色自然、和谐。治疗前，应运用比色法，选择适当的颜色进行操作。高度变色的牙齿应使用遮色剂进行修饰。在切缘附近使用蓝色，在中间使用黄色，在牙龈边界使用棕色，以匹配天然牙齿的颜色。手术后，它应该非常光滑并涂上一层贴面，以获得令人满意的逼真的牙齿效果。在条件允许的情况下，还要将色彩疗法、音乐疗法、花卉疗法和其他艺术疗法应用于牙科临床修复工作，并充分发挥色彩、音乐、花卉和艺术品的潜在艺术魅力，这样可以分散患者的注意力并减少他们就诊时的紧张心理，形成沉稳而快乐的思维意识，这样有助于医师和患者之间合作，不仅可以提高医师的工作效率和医疗质量，也使患者能够以一种愉悦的方式配合医生的治疗，从而减轻痛苦。

2. 口腔修复医学中的形式美

形式美是指构成事物的外部属性（例如颜色、声音、形状和组合）的美学特征。修复美学的形式可以充分体现修复医学工程中许多形式美的规则，例如平衡、对称、重复统一、对比与和谐、比例和谐、节奏、多样性和统一性等。

对称和平衡：表示以一条线为中心轴，其上部、底部、左侧和右侧、正面和背面以及两侧的形状均相等。人的牙齿以面部矢状面为中心轴，大小、形状和颜色具有对称性，这是进行修复的重要规则。假体固定环对应于同一基台的颊舌侧（对称），连杆（板）对称于腭骨中线作为中心轴。

比例与和谐：一件处于正常状态的事物，其各部分（局部）之间都需有合乎常规的比例关系，如切牙的大小与面宽的比例为 1：16，卡环臂的近体端和近尖端的宽度比为 2：1。切牙的色调，从颈缘至切缘，由黄、中黄、白色组成，其比例关系为 3：1。黄金分割律（0.618：1），在口腔修复体的制作中，前牙的宽与长的比例关系亦应如此。修复体的制作中有许多因素与和谐有关，如人工牙的颜色要与患者的年龄、肤色相协调，人工牙的形态要与面型相协调等。

节奏与韵律：整个自然界都呈现着周而复始的运动形式，一定时空值中的周期形成构成一定的节奏，在全口义齿的修复中，人工牙的排列起伏、牙合面上的尖窝相间、沟嵴交错、牙大小排列依切牙、尖牙、双尖牙、多尖牙等都体现了节奏与韵律的美感。

3. 口腔修复医学中的自然美

自然之美的形式是具体、清晰和独特的。在牙齿修复体中，修复体反映了人体在口腔中的固有美感。从美学的角度，研究了口腔颌面部的解剖结构和生理学。义齿的完全修复应取决于患者的面部特征，参考患者休息时的垂直距离以及患者年轻时的照片，记录下颌位置时，应将上颌的边缘与瞳孔连线平行，并确定上嘴唇的上边缘下方 2 毫米处，以保持嘴唇与微笑之间的精确关系。基托颜色应尽可能逼真。人造牙的选择应基于患者皮肤的颜色、年龄、性别、面部形状、职业等。调整牙齿时，应根据中线、角线、微笑线等进行。只有这样，我们才能给人们自然和真实的美丽。

4. 口腔修复医学中的社会美

所谓的社会美是指人的道德行为、思想品格，包括自我修养、情感和理性。医学是医务人员通过医疗手段造福人类的创造性工作。从本质上讲，这是社会美的一种特殊体现，尤其是直接为人们服务的临床医学，这超出了道德科学的范围。修复科的患者需要进行大量的随访和频繁的医患沟通，这就需要患者与医生之间进行密切合作。这进一步强调了口腔修复医务人员的职业道德，以及一丝不苟的责任感和严格的科学态度。这就自觉地培育了医生的社会之美，提升了他们的自我美育，实现了道德美、语言美、行为美和工具美。

综上所述，临床口腔修复医学的美学内涵极为丰富。牙科修复美学必须作为牙科医学美学的重要分支而存在。该研究的目的是将美学原理和美学知识应用于临床实践，以提高牙科修复医务人员的美学理解能力和美学实践能力，从而达到更高的修复质量和更加美观的结果。口腔修复体作为患者的一个实用的工艺品，在设计和制造假牙时要同时满足实用功能要求和艺术审美需求，这并不是一件容易的事，需要精巧的"语言能力"，需要美学和美术来助力，进而提高医学技术人员的美学功底和基本医学美学技能，例如空间概念、直观识别能力、绘画和透视的基础等。

第二章 口腔修复工作准备及审美要求

第一节 口腔修复治疗计划的制订

在病人初诊完毕，对病人口腔内的各种疾病做出初步诊断后，医生应针对病人所患疾病治疗的先后顺序、重点问题、拟采取的措施以及其他与治疗相关的情况提出一个相应的方案，这就是治疗计划。修复治疗计划的目的首先是要把口腔健康状况提升到适宜修复的理想状态，同时随着治疗的进行不断完善修复设计。在对病人的所有情况，包括全身和局部情况，进行综合评价的基础上确定修复体的类型和设计以后，即可以提出治疗计划。治疗计划应包括临床上必须完成的基础的、准确的操作步骤并写出其名称，临床上的这部分工作必须及时完成，为修复体准备一个合适的口腔环境。

（一）写出治疗计划

牙医直接执行所有操作，因此治疗计划不必写在纸上。但是，如果要由其他医生或技术人员、其他部门、其他医院或义齿加工厂共同执行某些手术步骤，则需要详细地列出治疗计划。这样做的好处是可以记录每个步骤的执行者和执行方式。例如，记录可用于检查在治疗过程中被忽略或容易忽略的步骤，以及尚未完成的步骤。这也很容易向患者解释将要执行的各种操作，解释随访的时间、伤口愈合情况、技术室生产和技术治疗以及一些不可避免的时间延迟等。同时，治疗计划的设计还将帮助助手安排和调整治疗过程中的时间和生产技术人员所需的时间。在治疗过程中，如果由于某些不可预测的原因暂时推迟治疗，则治疗记录可能会保留下来，直到进一步随访。在这种情况下，当患者再次就诊时，他/她将提供有效的诊断记录，并相应地检查患者的状态，以确定患者的口腔组织在几个月内是否发生了明显变化。当治疗计划要写在纸上时，应以简单、精确的语言列出治疗步骤。

（二）部分的或临时性的治疗计划

在许多情况下，主要治疗步骤的结果是不确定的，因此其他需要治疗的部分，甚至修复体的设计都可能会因关键治疗步骤的变化而发生变化。例如，广泛受损的磨牙可以成为理想的基台，只要通过治疗使其恢复健康，牙冠就可以回归正常状态，其在恢复中也起着至关重要的作用。在这种情况下，治疗计划的第一步是制订该牙齿所需的治疗计划，并完成治疗计划，直到确定其健康状况为止。一旦确定了主牙的状况，就可以完成其余的治疗计划。

（三）治疗方案的选择

如果不止一种治疗方法可以达到预期的目的，则制订多个治疗计划应该是一个更好的方法。由于患者可能出于一些原因（例如，出于财务考虑）拒绝治疗计划，因此患者可能会要求实行其他计划，例如更经济（省钱）的计划。但是，医生应告知患者财务状况不应影响他们获得理想治疗的机会，当然也不应该成为医生同意其他治疗计划的理由。

（四）治疗计划的表达（expression of the plan）

一般值得推荐的治疗计划的提出先不考虑两次就诊之间的时间，因为在这段时间内应检查和分析设计模型、X线片和粘记录。除了最复杂的病例，一般从不太完整的临床资料即可形成一个暂时性的治疗计划。当然，治疗计划并不是绝对不可更改的，随着治疗的进展，一些不可预知的紧急情况出现或病人有新的要求时，则必须对治疗计划进行相应的调整，偶尔也会对修复体进行改进。不过，这些情况通常是比较少见的。总的来说，临床步骤应在提出的治疗计划中顺序列出。

（五）治疗顺序

对可摘局部义齿来说，为了改善其预后，修复前要进行很多必要的临床处理。为了利用有利于理想设计的因素，同时消除（至少是减少）不利因素，临床治疗计划应包括将要完成的临床步骤的目标。一个好的治疗计划，其最基本的是要设计临床操作的安排顺序，并通过最有效而迅速的方式完成治疗，并且每一步均应有逻辑地紧接上一步。尽管操作的实际顺序将随着病人的实际需要而有所变化，但顺序仍应是基本确定的。临床医师应当注意的是患者的主诉是必须首先解决的问题，尤其是有疼痛和不适时，更应先行处理。这就要求在治疗序列中早期充填一个或多个牙齿，甚至进行牙髓治疗消除疼痛。由于美观的原因，即使前牙需要拔除，也应推迟，并采取一些保守治疗措施以保持舒适，而粘调整应当在治疗的早期完成，因为咬合是其他治疗的基础。例如，牙冠恢复就应当及时完成，这样它才能与设计的粘方案及修复体的就位相一致。

（六）修复后的定期复查和随访计划

由于修复体，尤其是活动义齿增加了患者保持口腔卫生的难度，在戴义齿的初期，虽然大多数患者能保持良好的口腔卫生，但随着时间的延长，其口腔卫生逐渐变差，余留牙上的菌斑明显增加，加之伴随牙槽骨的吸收，义齿的变形或损坏，造成义齿的固位、稳定、适合性、粘力的传递分配等受到严重的影响，直接威胁到余留牙的健康。为了能预防这些问题的发生，或能早期发现和及时治疗处理，医师应定期对戴修复体患者的口腔卫生、余留牙及义齿情况进行复查。纵向临床研究表明，只要患者能与医生合作，每隔 3 ~ 6 个月复查一次，接受医生的卫生指导，医生能对义齿进行必要的修改、修补、调整，不仅能长期保持义齿的功能，而且可确保菌斑附着保持在低水平上，义齿本身才不会引起余留牙龋病和牙周病的发生。

第二节　口腔修复前的准备工作

一、口腔修复设计的思考

（一）口腔修复设计的目的和意义

口腔修复设计（prosthetic design）是修复医师在现有条件下，为患者提供尽可能满足患者需求的、高质量修复体的纲领和关键。口腔修复设计过程通常由问诊、检查、模型研究、交谈、最佳设计确定几个步骤组成。修复设计应由医师来设计，因为设计并非由模型开始，而是从患者初诊时就开始了。模型应是医师精心考虑了生理、生物力学、工程设计与美学后设计完成的立体图纸，它不是一个粗制品，而是一个需要技师设计去弥补医师设计缺陷和不足的半成品。口腔修复医师应当在了解必要的患者因素基础上，通过详细的问诊、检查、模型研究、交谈，提出最佳设计方案，征询患者同意，确立最佳修复体设计方案。修复设计原则是使义齿在现时条件下，能较好地恢复患者口颌系统功能，并对该系统起到保健作用。为此，就需要医生对患者各方面的情况做了解，进行研究分析，采取扬长避短的原则，尽量发挥有利因素的作用，避开不利或破坏性因素的影响。

采用什么样的修复体设计来满足患者口腔缺牙的修复，是体现口腔修复医生水平的标志，也是衡量一个口腔科（医院）水平的依据。正确的修复设计能使修复体用人工材料按工程技术的原理、方法设计制作而成并应用于机体，在人体上行使生理功能，满足患者生理、心理的需要，使之成为患者身上的一个人工器官，并融汇社会医学的内容，使患者既恢复身心健康，又对社会环境充满信心，恢复正常的社会生活。要满足以上要求，它就要求口腔修复医生必须掌握医学基础知识、临床各科知识以及口腔专科的基础和临床知识，结合生物、化学、力学、材料和工艺等学科的知识，并应用美学原理来提高其美学效果，用高科技成果，将工程技术与生命科学融为一体。目前，随着计算机技术的发展，CAD/CAM 专家系统的应用，计算机正在影响着修复工作的各个方面，尤其是计算机多媒体技术的发展，它将使修复设计产生一次飞跃。由于 CAD/CAM 专家系统印模采集是数字化的，它应用于修复设计将有以下一些优势：①修复设计在屏幕上进行。②修复设计的结果可以做应力测算。③修复设计的结果可以直接看到，使医生和患者更容易沟通，达成一致。④修复设计的结果可以在直视下修改，使设计更趋完善。

　　临床上，造成修复体制作前设计不严密，进而造成修复体质量差或失败的现象的原因，主要是由于医生思想麻痹、不重视、不学习、工作简单、不负责任，对有关信息了解不足，或者是由于医生固执己见，忽视患者的选择权利。患者对治疗结果期望值过高，也容易与现有技术水平形成负差，造成对修复设计产生不满。此外，也可能是由于医院设备条件差，从而导致众多先进的良好修复体设计很少见，使得修复体不符合生物力学原则和机械力学原则。另外患者的不重视，追求近期解决吃饭困难问题，使得各种各类不良修复体层出不穷。修复体制作应严格按照医师的设计方案进行，如果设计不严密，就谈不到获得优质的修复体；但如果设计合理，技师如不按设计制作，也往往会出现较多并发症。由此可见，在临床工作中，为选择正确的最佳修复设计方案，制作和提供完美的高质量修复体，必须处理好医患、医技之间的关系。为实现最佳的修复效果，医技之间要有良好的交流，遇到问题应及时协调，共同探讨解决办法来满足患者的需求。

（二）修复设计的要素及其相互关系

　　修复设计的要素主要包括：患者、医疗机构和医务人员。口腔修复医生必须综合考虑修复设计的各要素，才能为患者做出修复体的最佳设计。

　　1. 患者因素

　　患者因素包括许多方面，例如，①患者的一般情况。包括年龄、性别、职业、身体状况、主诉、当前病史、既往史和家族史。②患者口腔的解剖状况。它限制了最终修复的有效性。那些口腔解剖条件差的人将对修复的最终效果有更多的限制。③患者有时间接受治疗。这是进行良好修复的必要条件。修复医生应根据患者咨询的时间选择最合适的修复设计方案，这样不仅有利于治疗效果，而且有利于患者咨询。④患者可以使用治疗的费用。临床修复治疗的计划各不相同，所需的费用也随计划而变化。患者可支付的治疗费用将影响最佳的修复方式。当可获得的患者治疗费用足够多时，对最佳修复模型无疑是有益的。⑤患者对治疗结果的期望过高或过低均不利于修复设计。如果期待值太高，患者将对修复治疗的结果不满意。如果期待值太低，患者将做出负面配合甚至放弃治疗。⑥患者的遵医行为。通常，如果需要咨询，将有一个诊断和治疗设计计划，并且如果有一个诊断和治疗计划，那么就会有遵从性。然而，由于多种原因，患者经常有不遵守医生治疗计划的行为。结果，损失了最佳的维修时间，给重新设计带来了很大的困难。⑦患者的权利。修复设计的最终决定权在于患者。患者需要/有权了解一些基本医学信息，例如他们的口腔解剖状况，适合患者的各种诊断和治疗方案以及它们的优缺点、医生的建议、诊断和治疗所需的时间、成本和预期的结果。⑧患者就诊总数。患者就诊的总数对单个维修的质量有着重要影响。当患者就诊的总数非常多时，将不可避免地给临床工作带来很大压力。患者的牙科换药时间将延长，个人修复的质量也会下降。当患者就诊的总数非常低时，也会影响医疗机构中材料和设备的更新，医务人员的再培训也会降低个别维修的质量。

2.医疗机构因素

医疗机构要素涉及以下方面：①医疗机构所具备的仪器设备条件。这是最佳修复设备的基本条件，它为修复体设计划定了一个基本范围，当修复设计超过了设备能力时，则无法实现修复体设计。②医疗机构所拥有的材料条件。这也是最佳修复设计的基本条件，因为医疗机构服务的对象是一个具有各种不同层次需求的庞大的患者群体，医疗机构的任务就是要逐一满足他们的修复需求。材料条件过高，医疗成本就会增加，使得一部分患者无法承担医疗费用，从而限制了修复体设计；材料条件过差，则会降低修复体的质量，使最佳设计流于形式。可见，医疗机构所具备的主体材料条件应与社会经济条件相适应，以较好地满足各层次群众的修复要求。③医疗机构所实行的医疗制度，如工资制度、奖金制度、医疗服务监控制度等。这些制度的完善与否，影响着医疗人员的医疗行为，从而影响修复体的最佳设计。④医疗机构所能完成的修复体种类越多，为最佳设计提供了多种可能性，也就越有利于修复设计。但是，修复体种类越多，也说明各种修复各有优缺点，无法相互代替，在修复设计时应根据具体情况而定。

3. 医务人员因素

医务人员的因素主要包括以下几个方面：①医务人员的医德水平。医务人员必须遵守医学道德规范，继续学习，提高其医学道德水平，消除工作以外的各种负面因素的影响，并下定决心全心全意为患者服务，为了真正满足患者的需求进行最佳修复物理设计。②医务人员的技术水平。这是限制最佳修复设计的重要因素。医务人员应继续学习技术，提高业务技能，认真对待每位患者，不断改进并认真研究医疗方案。同时，当设计计划不确定时，医生需要谦虚和学习，以开放的心态咨询，并相互讨论以进一步完善模型。③医务人员对修复并发症的认识。大多数修复治疗都是基于一定程度的损伤，修复不好也会给患者带来一系列并发症。医务人员应充分了解修复治疗的潜在副作用，并在执行修复模型时尽可能避免不利因素甚至并发症的影响。同时，在与患者沟通时，应事先说明这些情况，以免将来发生医疗纠纷。修复工作对医务人员而言具有很强的个人色彩。尽管存在修复质量标准，但是每个特定的修复都由特定的医务人员控制，这使医务人员可以了解现有的修复质量标准。④心理认证与理想修复质量标准之间的差异。出现问题时，有必要确定其设计是否适当或所有权标准是否太低，医务人员会判断维修结果的价值。维修结果价值的判断应包括类型、时间、成本、维修难度、修复损伤、预计修复质量和预期的修复效果及每个重要因素。医务人员应加强与患者的沟通，缩小价值评估与现实之间的差距。

4. 修复设计各要素间的关系

在患者、医疗机构、医务人员三大修复设计要素当中，患者是修复体设计的服务对象，也是最终设计的决定者；医疗机构则提供了基本诊疗环境和设备条件保障；医务人员在修复设计中是处于主导地位的。医务人员有责任考虑多方因素，发挥影响力，协调好医患关系。在现有的条件下，为患者提供尽可能满足患者需求的、高质量的修复体，这种设计就是最佳设计。

（三）修复设计中的若干辩证关系

临床修复设计是医师根据修复设计三大要素的综合判断而做出的。在具体的修复设计过程中，临床医师尚需正确把握好以下一些重要的辩证关系。

1. 动态性与科学性的统一

修复设计的动态性主要表现在口腔修复疾患是一个发展变化的过程，从牙冠的局部缺损到牙冠的缺失，成为残根；从残根的缺失，成为缺牙；从单个牙的缺失到整个牙列的缺失。与之相适应，修复设计也应具有连续性，不同的发展阶段有不同的设计，不应产生缺项。在一个具有连续性与动态性的修复设计体系当中，当一种修复设计遇到困难时，适当调整患者的修复利益，另一种修复设计则可能变得很容易。此外，随着科学技术的进步，修复技术在不断发展，新技术层出不穷，修复设计的观念和具体实践都有一个动态发展变化过程。因此，医务人员应不断学习，适应和掌握新技术条件，使修复设计避免简单、僵化，注意灵活、多样，以便更好地满足患者的修复需求。修复设计的科学性则主要表现在修复设计必须符合基本的修复体设计原则，修复体材料性能应符合生物学标准，完成方式对患者组织损伤最小；形态不应妨碍正常组织功能的健康；应具有良好的固位、稳定和抗力性能；发挥良好的功能；在使用寿命期限内不引起组织损害；要尽可能满足患者的修复需求，并使患者获得最大修复利益。可见，修复设计既有动态性又有科学性。修复设计的科学性是修复设计动态性的基础，它规范了修复设计动态性所应遵循的一些基本原则，动态性应以科学性为依据。修复设计的动态性是修复设计科学性的具体应用，使科学性具有了生命。修复设计是动态性与科学性的统一。

2. 主体性与客体性的统一

简而言之，医师与患者之间的关系似乎是纯粹的主体—客体关系。医师是临床知识和行动的主要主体，并且在临床修复设计中起着举足轻重的作用。但也必须看到，由于患者是一个主观的人，因此他与自然界中的一般对象有所不同。在许多情况下，患者可能会有意或无意的参与医师的修复设计。作为了解对象，患者关于牙齿脱落和牙齿磨损的感觉和故事，以及对修复和预后效果的假设等，可以为医生提供设计资料。在临床修复的治疗中，患者的主观性也非常突出。他不仅是医生治疗的对象，而且还要参与自己的治疗。由医师提出的假体模型的治疗计划需要患者的配合才能实施。患者的主观作用直接影响医生的修复模型是否正确以及修复方法是否有效。在临床上，一些患者因其特殊的经验或内在知识而对修复有自己的要求，这可能与医生建议的修复模式不同。这时，医生不应违反一般医学原则，并且需要得到患者的支持。根据各种修复模型的优缺点，尽可能地满足患者的要求。如果患者的选择权被忽略并且他的观点比较强烈，则可能无法确定设计计划，或者患者对恢复模型不满意。当然，我们不能忽视医生的主要作用。在临床实践中，一些医师听从患者的要求，没有向患者解释各种修复方式的益处和坏处，无视患者的具体情况，根据患者要求进行治疗，这就失去了修复设计的治疗意义。修复设计和建模修复对患者来说可能并不方便，会给患者带来痛苦，使诊断和后续治疗变得困难。因此，恢复设计是主观性和客观性的统一。

3. 实用性与艺术性的统一

在口腔医学工作中，科学性和艺术性原则是缺一不可的，在二者共同作用下，产生口腔医学工作的实用性。口腔临床医疗，既是一种科学实践，又是一种艺术实践，即现代口腔医学 = 科学 + 艺术（Dentistry=Science+Art）。随着现代社会两个文明的进步，人们越来越注重生活的质量，对美观的要求也在与日俱增，广大修复患者不仅追求修复体的实用性，还要求修复体符合个人的审美标准，给人以美的精神享受。这就给临床口腔修复设计提出了更高要求——修复设计既有符合科学性的造型又富有美感的实用性功能，修复体既是符合生物力学原则的科学产品，又是富有形式美规律的医疗产品，具有功能实用性和美观艺术性的双重性质。也就是说修复设计的义齿应当成为实用的造型艺术品，成为患者美观、实用的人工器官。义齿的造型要求达到实用程度，则修复设计必须建立在科学的基础上。科学性表现在义齿设计的各个环节，如以生理、解剖、医学的知识为基础，遵循生物力学原则，不仅考虑应用材料的性能，还要考虑取得固位形、抗力形、预防性扩展，以及尽可能地保存健康的牙体组织等原则，来恢复咀嚼器官的结构完整和生理功能，只有这样才能保证修复设计的实用性。修复设计的艺术性则要求在义齿设计方面，能体现出一些形式美的法则，坚持功能和形态并重，给患者带来技术美感，以满足患者对物质和精神的全面需要。可见，在临床修复设计中，修复设计的实用性与艺术性是两个重要性质，实用性是艺术性存在的基础和前提，艺术性是实用性的进一步完善和升华。做修复设计时，应综合考虑这两方面的因素，修复设计是实用性与艺术性的统一。

4. 暂时性与恒久性的统一

从修复体的使用寿命来看，任何修复体都有被患者停止使用的一天，无论原因是磨损，还是折裂、老化、变色或其他；从患者的使用期限来看，一方面，患者在不同的年龄阶段修复要求是不同的，另一方面，随着时间推移，修复体可能与患者的口腔解剖条件的变化不相适应，具有阶段性。随着技术进步和材料方法的更新，原有的修复体可能需要更换，因此，修复设计具有暂时性。从修复设计的理想角度来看，设计的修复体越耐久越好；从诊疗方案来看，修复设计既要照顾到已有的修复设计，也要考虑到将来可能的修复设计，具有连续性；从技术发展的角度来看，修复设计在不断进步，老的修复设计在得到改进，新的修复设计在诞生，这种发展永远不会停止，因此，修复设计具有恒久性。在修复设计中，修复设计的暂时性与恒久性是两个重要性质。恒久性是暂时性存在的基础，暂时性是恒久性的具体体现形式。做修复设计时，应综合考虑这两个方面的因素，不可偏废。修复设计是暂时性与恒久性的统一。

5. 普遍性与特殊性的统一

从修复设计的原则和基本要求来看，现阶段任何修复体设计的一般原则和要求，都是众多修复医生前辈们的经验积累，是临床口腔修复医生必须学习和掌握的间接经验知识。因为这是临床修复医生进行修复设计时必须具备的理论基础，它具有普遍性的理论指导意义。而修复设计直接经验的获取与积累是把握修复设计共性的知识源泉。修复医生应当在工作中不断探索、钻研、总结，弄懂每一个为什么。只有这样，才能从整体上对修复设计的效果有正确的认识，掌握修复设计的共性。因此，修复设计具有普遍性。从修复设计的具体对象来看，每一个具体的患者的个体要素是千差万别的，不仅每个患者的口腔解剖条件、自身条件不同，而且每个患者的具体修复要求、对修复治疗效果的期望值都是不尽相同的。即使同一类牙列缺损，其牙列缺损形式及修复设计形式也是千差万别、千变万化的。临床修复医生只有详尽了解患者的个体要素，才能找出个体患者的特点，在经验的基础上做出符合患者实际情况的、更为准确的修复设计，掌握修复设计的个性。因此，修复设计又具有特殊性。修复设计的普遍性与特殊性是相互对立统一的两个重要性质，普遍性寓于特殊性之中，特殊性是普遍性的具体体现形式。临床修复设计时，要熟知一般修复设计的性质，以修复设计的共性为基础，充分了解个体患者的有关特殊情况，结合患者具体情况提供正确的指导。可见，临床修复设计是普遍性与特殊性的统一。

6. 病理生理与社会心理的统一

疾病是指个人的身体、社会和心理方面存在一些不完满的状态。因此，有必要从这三个方面寻找病因并制订治疗方案。由于现代医学的发展，有必要扩大疾病的诊断范围，不仅是解剖学的病理学诊断，而且是病因学诊断。病理生理学诊断、病理心理诊断要求进行完整而具体的诊断，包括疾病的位置、疾病的性质、原因、功能障碍、患者的整体生物学、心理和社会地位。在疾病的治疗中，不能单独使用物理、化学和生物治疗，应将社会和心理治疗结合使用，以便将心理治疗与物理、化学和生物疗法相结合，以相互促进，从而提高疗效。临床实践证明，社会学、心理学和人的身体之间存在着一系列相互作用。社会条件影响人类的心理状态，并且心理状态限制了人体的生理功能，因此有必要同时注意生物学和社会心理的因素。这是发展现代临床诊断和治疗概念的趋势，也是转换医学模型的客观要求。临床修复设计应进行相应的更改。恢复设计应基于恢复患者缺损部位的形状和功能，纠正畸形，纠正功能障碍和停止病变发展，满足患者的生理和心理需求以及整合社会医学内容的基础，使修复体成为患者的身体。人造器官可以长期无害、和谐地为患者的身心健康服务，使患者在社会环境中恢复正常的社交生活。由此看出，恢复的模式是病理生理学与社会心理学的结合。

二、做好义齿修复前的口腔准备

（一）牙体缺损修复前的口腔准备

1.临床检查

在刚接触患者尚未进行检查前，应对患者做一番大体观察，以了解患者的一般健康情况。如患者的意识及精神状况是否正常，有无痛苦或恐惧表现，体格发育、营养状况是否良好，皮肤色泽是否正常等。在做了大体观察之后，即可开始进行问诊和检查。

询问病史。根据患者的主诉，详细了解牙体缺损的病因、时间、发展过程、症状以及接受过何种检查及治疗，效果如何，本次就诊的目的和要求。

一般检查。检查颌面部是否对称、协调，有无畸形，开口度是否正常及下颌的运动特征，颞颌关节有无疼痛及弹响。

2.口腔检查

①牙位：检查患牙在牙弓中的位置，有无错位、倾斜、扭转及伸长。②缺损的部位和程度：用探针仔细检查患牙的缺损部位、范围及缺损深度，注意牙髓是否有活力，是否经过牙髓治疗，是根管充填治疗还是干髓治疗，有无叩痛和瘘管。还应检查有无尖锐的边缘嵴及唇颊侧有无楔状缺损，有无牙折和隐裂，有无过度

磨耗情况。对做过充填治疗的患牙，还应查清充填材料的种类及充填物是否密合，有无悬突。对已做过修复体治疗的，还需对原修复体的密合度及是否有悬突等做进一步检查。③牙色：比较患牙与邻牙的颜色，若患牙的颜色变暗，多系死髓牙，可进一步做牙髓活力检查或 X 线检查。对牙髓坏死未经治疗者，需进行牙髓治疗，有根尖周感染者，还需做完善的根管治疗。④牙周情况检查：检查牙龈缘有无炎症增生或萎缩现象，有无牙结石附着；用牙周探针检查龈沟，确定是否有牙周袋形成及其深度，有无溢脓现象及瘘管存在。牙周组织病变严重者,会导致患牙松动。⑤X 线片检查：为了进一步弄清缺损的范围及程度，特别是需进一步了解牙髓、牙周、根尖周围的组织情况以及曾做过的牙髓、牙周治疗效果时，需对患牙做 X 线片检查。

在检查患牙的同时，还需对患者口内的其他牙做系统、全面的检查，特别要注意邻牙情况，发现问题应及时处理。

检查完毕，必须认真、准确地填写病历，内容包括主诉、病史、一般检查、口腔检查及特殊检查。

（二）修复前的口腔准备

经过全面检查、诊断后，按照拟定的修复计划，在修复前需对口腔组织病理情况或影响修复效果的情况进行适当的处理，以保证预期效果。

1.洁治

为确保牙周组织、牙龈缘的健康，保证印模的准确性，在修复前必须对牙结石做彻底的洁治。凡有牙龈充血肿胀、牙周袋溢浓等牙周炎症时，除洁治外，还需进行相应的牙周病治疗，待炎症消除后再做修复体。

2.治疗龋病

检查中发现的龋病均应进行彻底的充填治疗。如果龋坏已侵及牙髓，则应做牙髓治疗或根管治疗。对于残根，不要一概拔除，只有破坏较大，根周组织病变较广泛，治疗效果不佳的残根才考虑拔除。而残根稳固，根尖无明显病变或病变范围较小者，做根管治疗后保留，可在其上做根上义齿或覆盖义齿。

3.去除不良修复

对设计制作不良的原修复体，或已失去功能并刺激周围相关组织而又无法改正的修复体，应拆除。

4.处理松动牙

当牙周组织破坏严重，牙槽骨吸收达根长 2/3 以上，牙松动度达到一定程度时应拔除。有些松动牙是因不良修复体或创伤秸所致，一旦病因去除可逐渐恢复稳固。若松动牙牙槽骨虽吸收达根长 1/2，但经根管治疗及根内种植处理后，牙稳固，仍可保留。

5.必要的调拾和选磨

伸长牙的调磨：口内若有牙缺失，由于失牙时间过长，未能及时修复，造成对颌牙伸长，当其对修复和下颌运动有妨碍时，应进行调磨。

不均匀磨耗部分的调磨：当秸面出现磨耗不均匀现象时，在上颌后牙的颊尖及下颌后牙的舌尖，常出现尖锐的边缘，尖锐的牙尖或边缘嵴会引起食物嵌塞、牙周组织创伤，损伤舌及颊部软组织。因此，有必要对其进行调磨，将尖锐的边缘磨低，磨圆钝。重度伸长牙会出现咬合锁结，或咬及对领缺隙的牙槽嵴黏膜，造成修复困难，仅通过调磨不能奏效，需对其做牙髓或根管治疗后，将牙冠截短，再进行冠修复。

创伤性咬合的调磨：上下颌牙列在正中秸或非正中秸时的早接触点，会造成牙创伤，应进行调磨处理。

三、牙列缺损修复前的口腔准备

（一）临床检查

（1）询问病史：主要了解缺牙的原因，是否进行过修复，效果如何。并了解患者对义齿修复的要求。

（2）缺牙间隙检查：主要了解缺牙部位、数目、缺隙大小、秸龈距离，牙槽嵴的形状，有无骨突、骨尖及残根的存在。了解缺隙对秸牙有无伸长，以及唇、颊、舌带的附着情况。

（3）余留牙检查：主要了解余留牙有无病变，咬合是否正常，牙齿排列是否正常，以及有无不良修复体。

（4）软组织检查：了解唇、颊部张力情况，舌体的大小，系带的形状及附着情况。同时要注意黏膜组织是否有病变。

（5）面部检查：了解面下部高度是否正常，面部有无畸形，颞颌关节活动度是否正常，有无弹响、疼痛等症状。

（二）修复前的口腔准备

1.余留牙准备

拔除对修复有妨碍的牙，如多余牙、畸形牙、错位牙及残根、残冠。

治疗病灶牙：对于较完整、固位较牢的牙，虽然牙体存在病变，如龋病、牙周病或根尖病，经过口腔内科治疗可以做义齿固位基牙者，应尽量保留。

去除不良的修复体。

磨改余留牙过锐的牙尖及边缘嵴，改正咬合，减少创伤，以利于义齿修复。

缺牙间隙牙槽嵴上的骨尖及游离骨片，过大的软硬组织倒凹附着于牙槽嵴顶的唇颊舌带，都需进行外科矫治。

2.基牙制备

可摘局部义齿的基牙，预备包括制备𬌗支托凹、牙间卡环及牙间支托位置的制备。

𬌗支托凹的制备：𬌗支托是基牙负担义齿𬌗力的主要部分，一般安放在二侧基牙近中或远中位置。𬌗支托呈匙形，其尖端伸向𬌗面中心，基牙的边缘处要磨圆钝，支托凹的近远中长度应为基牙托面的 1/4 ~ 1/3，受力方向与基牙一致。铸造支托其颊舌宽度为基牙颊舌宽度的 1/3 ~ 1/2，不锈钢丝弯制支托时，支托凹可适当减窄，具体预备方法如下：选择合适的轮状磨头，在基牙的釉质上，按上述要求磨出支托凹的外形及深度，最后以橡皮轮抛光。

隙卡沟及牙间支托凹的制备：牙间卡环及牙间支托是通过邻牙𬌗外展隙的固位装置，为使卡环及牙间支托不致妨碍其接触，应适当将通过卡环及安放牙间支托的𬌗外展隙加深加宽，一般为 0.9 ~ 1.0mm。

固定义齿的基牙预备：主要包括邻面片切、𬌗面磨除及轴面的磨削。

各基牙轴面及邻间沟的制备要相互平行，以取得共同就位道，便于固定义齿的就位。牙体预备时应尽量少磨除健康牙体组织，利于固位。活髓牙制备时，要采取保护牙髓措施，如喷水降温，打磨时应避免温度过度，导致牙髓炎产生。为避免患者疼痛，可采用局部麻醉措施。

四、临床制取准确印模与模型的经验体会

印模和模型是临床制作各类修复体的依据和基础，只有制取到十分准确的印模，灌注出准确的模型，在此基础上方可制做出高质量的义齿或矫治器。笔者从

事临床口腔修复工作和教学以来，在制取印模和灌注模型方面，有成功也有失败，现回顾总结，得出一些经验体会。

（一）常见印模、模型不准的原因分析

临床上取印模不准，影响模型准确性的原因，可以归纳为以下几方面。

1. 托盘选择不当

目前临床上常采用成品托盘制取印模，但市售托盘型号不全，是影响取得准确印模的原因之一。我系研制的一次性塑料托盘，有大小各种型号，使用起来一方面清洁卫生，另一方面还可以在热水中浸泡数分钟后根据患者口腔情况进行调节，是一种较理想的印模托盘。但若选择使用不当，仍会影响印模的准确性。

2. 印模材料质量不好

印模材料的种类很多，目前临床上较为普遍采用的是藻酸钠类弹性印模材料。市场上供应的弹性打样膏，操作不大方便，加之生产包装后的储存运输时间较长，可能造成变质等问题。采用自己配制的海藻酸钠材料，使用起来较为方便经济，但如果组成比例掌握不好，就可能影响印模模型的准确性。如水的含量大时，流动性大，常造成操作不便或高度方面采印不足、边缘形态欠佳；填料过多时，弹性降低，印模表面不光滑；硼砂过量时，材料的韧性太大，将影响操作时间及凝固后的体积变化。

3. 临床操作不当

操作者没有按临床操作规范要求去做，导致所取印模不准。

（1）材料调拌不当：不按材料的比例要求调拌或调拌不匀，以及口腔操作时间过长，印材已失去了流动性或可塑性大大降低，导致印出的印模表面粗糙且局部不清晰或不完整。

（2）未做功能整塑：功能整塑是正确制取印模边缘形态的主要手段，操作者若在印模材料的可塑期内未来得及或未做功能性整塑，所采取的印模就不能正确反映出唇颊舌系带功能状态下的位置，也不能取得正确的边缘形态。

（3）功能整塑不当：在进行肌功能整塑时，患者张口过大或口周肌群紧张，或操作者没有按照正确的方法进行整塑以及时间掌握不当。

（4）组织受压不匀：操作者在制取印模时，尤其是制取无牙颌印模，由于口腔各部位的组织有其解剖生理特点，因缺牙时间不同，牙槽嵴各部位吸收不均匀而高低不平，取印模时如压力不均匀，就会影响印模准确性。

（5）对缺失牙齿较多的病例取印模时，在印模材料凝固前不能保持托盘在相对的位置稳定，印取的模型就会出现一侧受压过大及局部的组织变形。

（6）印模材料与托盘在取出口腔时分离，特别是由于唇颊肌肉的张力使局部分离，而忽略复位后灌注模型。

（7）灌注模型时，石膏调拌过稠或过稀，振荡不足，造成模型硬度下降和气泡存在。

（8）灌注模型后，在倒置修整时，加压过大，导致印模材料游离部分受压变形，而影响模型的准确性。

（二）临床点滴经验体会

1.选择准确的托盘

准确的托盘是制取准确印模的前提，临床上选择时应注意：

（1）托盘按要求选好后要在患者口腔内试用，检查离黏膜转折处的距离是否符合要求，唇颊舌系带功能活动时是否受到妨碍。

（2）修复体所设计的伸展范围，是否覆盖完全。

（3）利用天然余留牙齿确定粭关系时，所采印到的上下颌牙齿要保证制作时对颌稳定，并在剥离模型后检查核对。托盘不合要求时，应更换或用蜡片改造托盘，必要时用自凝塑料制作个别托盘，再制取二次印模。

2.采取正确的印模方法

目前临床制取印模的方法有多种，常用的有：一般解剖形态印模法和功能形态印模法。前者用于无牙颌印模的制取及一般的牙列缺损，牙体修复印模的制取。后者因为制取的是组织处于压缩状态的印模，在这样的印模灌注成的模型上制作义齿，粭力能比较均匀地分布在支持组织上，故多应用在游离端可摘局部义齿，有利于义齿的稳定及保护基牙和牙槽骨。临床修复工作者根据修复体的类型选择了正确的印模方法后，在具体操作中还要严格按照常规操作程序和方法制取印模。

3.掌握不同印模材料的性能与特点

印模材料有弹性印模材料、印模胶、石青印模以及氧化锌印模材料等多种，临床上因修复体类型不同，所选用的印模材料也不同。因各种印模材料的性能与操作特点不尽相同，临床操作者在应用某种印模材料时一定要掌握该材料的性能及特点，以保证制取准确的印模。目前，临床上最常用的海藻酸钠弹性印模材料，其优点是操作方便，有弹性，由倒凹区取出时不变形，如模型无大的倒凹，同一印模可灌制 2 ～ 3 个模型。其缺点是失水收缩，吸水膨胀，体积不太稳定。因此，一般要求印模制取后应立即灌注模。

4.仔细检查修整已制取的印模

印模从口内取出后，要仔细检查，要求无缺损，印迹明确，组织纹理清晰。如有印模脱离托盘现象，要完全复位，并加以固定，否则应予重取。无托盘支撑和过薄的边缘，应调拌少量印模材料或用蜡予以加固。印模上的气泡或其他缺陷，如系石膏印模，则用熔蜡填补修整，必要时应取二次印模。上颌后腭部分过长的印模材料应予切除，以免灌注模型时，由于后腭印模过长而导致模型不准确。

临床取得了精确的印模，还不等于有了准确的模型。为了确保取得准确的模型，在灌注模型时还应注意以下问题。

（1）用清水轻轻冲去印模内唾液，油污。

（2）灌注时应轻轻振动，尽量避免产生气泡，特别是模型基牙上出现气泡，会直接影响修复体的制作和准确度。

（3）石膏调拌的稀稠度应适宜，过稀石膏模型的硬度及强度会差，过稠则石膏的流动性差，不能充盈印模的细微部位，导致模型的解剖形态不清晰、不准确。

（4）在灌注过程中，当模型倒置在玻璃板上时，不能用手加压过大，以免印模变形，制作的修复体与组织不贴合。

（5）为了保持印模边缘的完整性，在灌注模型时，应用调拌刀将模型石膏盖过印模边缘 3nm 左右，使制作的义齿有良好的边缘厚度。

（6）模型的基底部应有一定的厚度，才能保持模型应有的坚固性，特别是工作模型和记存模型。

（7）石膏印模比较准确，但若石膏印模破折缝拼对不准确或缝隙过大，也会影响模型的精确度。因此，石膏印模灌模、脱模时必须细致耐心。

（8）印模胶印模在热水中脱模时，若水温过高，则印模胶可黏着在托盘和石膏模型上，取时容易损伤模型，因此，水温不应过高。

（9）弹性印模，一般立即灌模，以免印模因失水收缩而变形，若来不及灌注应将印模浸泡在水中。石膏凝固后，应及时脱模，以免石膏吸收印模中的水分，造成脱模困难。

（10）工作模如有缺损或石膏牙折断，可用黏固剂及时修整缺损部分或黏结断牙。

第三节　口腔修复临床技术的审美要求

一、种植义齿的美容修复治疗

牙列缺失和牙列缺损是人类的常见病和多发病，一般采用活动义齿和固定义齿修复。然而，活动义齿具有固位不舒适、不易习惯等缺点；固定义齿也具有邻牙磨除较多、对基牙要求高等缺点。自从 Branemark 在 1952 年发明了义齿种植修复技术，并于 1965 年首次将其用于人类牙列缺失修复以来，该方法在世界范围内得到了广泛的应用。义齿种植的适应证已经不再仅仅局限于"所有其他方法均告失败"的病例。与传统的修复技术相比，种植义齿修复有无与伦比的优越性，除了能很好地恢复牙列缺损的功能外，还能获得更佳的美学效果。义齿种植修复技术是迄今为止，用于牙列缺失修复的一种较理想的方法。

（一）种植义齿的一般修复原则

1. 一般设计原则

种植义齿的成功与否，在很大程度上取决于设计的正确与否。

（1）按照种植义齿的适应证，严格选择病例。首先，患者有主观要求，接受种植义齿，并能按期复查。其次，患者口腔条件好，剩余牙槽嵴和颌骨有利于种植体的植入和存在；口腔软组织健康、菌斑附着少、角化上皮在种植体上容易附着、口腔条件卫生保健和全身健康状况好。

（2）种植体与周围组织的结合情况、种植体数目、位置和排列是选择设计类型的依据。一般情况下，种植基牙的固位力和支持力较差时，宜设计可摘局部种植义齿；而固位和支持力足够时，应设计固定式种植义齿。

（3）种植义齿可能遇到不同的对秴牙列。利用种植义齿修复部分牙列缺损、个别牙缺损或全牙列缺失时，应根据对秴牙列的不同情况，设计上有不同的要求，应酌情处理。

设计可摘式种植义齿时，应重点考虑分散秴力和应力中断，防止种植体受到创伤；同时龈组织倒凹也应考虑。设计固定式种植义齿时，固位、抗力和稳定是重点因素，其次修复体的咬合、边缘、桥体、美观和发音等因素也应纳入设计范围。

2. 设计中应注意的问题

（1）秴力传导：咀嚼运动中义齿行使功能时，固位和支持作用应充分发挥，不应对软硬组织造成损伤，这对粭力传导起着重要作用。设计中应将粭力均匀分散，并沿种植体的长轴传导至种植体周围的颌骨，尽量减少对种植体的侧向力和扭力。在条件允许的情况下可适当增加种植体数目，由多个种植基牙来共同承担粭力，可减少每个基牙的相对粭力。

（2）应力分散：种植基牙与天然基牙的差别较大，骨性结合的种植体没有类似天然牙的牙周膜和悬吊韧带，缺乏对粭力的缓冲和中断作用，当粭力过大或者过于集中时，容易对种植基牙造成不可恢复的创伤。设计时应考虑散压措施，其中包括增加基牙数目；减少牙槽嵴负担，缩短牙列，尤其是减短末端部分的长度；减小义齿的颊舌径；降低义齿的牙尖高度；增加食物溢出沟道等。必要时，还可将义齿和种植体间采用弹性连接或安装特殊的散压装置。

（3）咬合关系：种植义齿应具有良好的咬合平衡，减少义齿的侧向压力，才能实现义齿的稳定关系，避免种植基牙受损伤。种植义齿一般采用塑料牙，修复后应及时调粭。目前随着材料及制作技术的改进，应用烤瓷牙制作种植义齿，也可达到咬合平衡。

（4）金属支架：任何金属都有疲劳极限，种植义齿的金属支架也不例外。种植义齿设计有单端部分时，支架的游离端受力情况类似单端固定桥。负重和屈距大部分是加在末端种植基牙上，产生较大的杠杆力，因而对末端种植基牙的支持和固位力要求更高。金属支架在粭力的反复冲击下，如超过疲劳极限后，则发生断裂，这在支架的游离端最常发生。设计金属支架时，应重点考虑金属的强度，以保证义齿的使用期。

3.分类设计原则

（1）对粭为天然牙列时，种植义齿的设计原则：天然牙列和总义齿的粭力相差较大，设计种植义齿时，要注意保护种植基牙，以防止咬合创伤。治疗前应调磨对粭天然牙，用嵌体或冠恢复咬合曲线及倾斜面突度。为了减少义齿的脱位力距，可采取以下措施：

①尽量将人工牙排列在中立区和接近种植基牙处。②使用无尖牙、人工牙可排列形成舌侧尖窝粭。③可用刀状磨牙以增进咀嚼穿透力。④减少牙数和减少粭面颊舌径等。⑤对粭为天然牙列时，全牙列种植义齿最好设计成可摘式。

（2）对粭牙列为总义齿时，种植义齿的设计原则：当对粭牙列为总义齿时，种植义齿比较容易获得稳定的咬合关系。设计要求与总义齿相似。种植义齿的人工牙应尽可能地靠近种植牙，如能将后牙排在种植基牙上，则效果更佳。排牙时，上下牙弓兼顾，并做适当调整，以达到平衡。

（3）上下颌种植义齿的设计原则：在做全颌种植义齿时，应做好切实可行的术前计划，以保证种植体处于最有利的修复部位。种植基桩应处于与颌间关系协调的位置，有助于义齿获得正常的咬合关系，减少种植基牙受到的侧向力。

（4）个别牙缺失的种植义齿设计原则：个别牙缺失，咬合关系和邻牙排列基本正常，可设计单个种植义齿，类似核桩冠的固定式种植义齿。单个前牙种植义齿应注重外形和美观效果；后牙种植义齿则应过多地照顾功能，以使𬌗力沿种植基牙长轴传导。单个种植义齿应特别防止咬合创伤，以免造成种植体脱落。

（5）多数牙缺失的种植义齿设计原则：该类缺失可采用种植基牙或可卸式义齿两种修复方式。可以单独使用种植基牙或是种植基牙与天然基牙的混合设计。

种植基牙固定桥在缺牙间隙内，至少有两个种植基牙。为减轻种植基牙的负担，尽可能不用或少用单端固定桥，避免用半固定桥。缺牙数量较多时，应适当增加种牙数目。桥体的长度和弧度相适应，应有共同就位道；桥体应有足够的抗弯曲强度；同时减少颊舌径，加大舌外展隙；加深舌沟、颊沟和降低𬌗面牙尖高度，以减少桥体所受的压力，保护种植基牙。

种植基牙和天然基牙的混合设计，多见于游离端种植基牙和中间种植基牙，通过这种设计可将活动义齿修复改为固定修复。但在此类种植义齿设计中，种植基牙和天然基牙的受力反应相差较大，尤其是中间桥基牙应力较大，对种植基牙极为不利。采用此类设计时应采取散压措施，保护种植基牙，防止种植义齿失败。

（6）种植体错位时种植义齿的设计原则：种植体植入的部位和排列不当，种植体明显错位或不能为义齿提供共同就位道时，可不使用该种植体作为基牙，让其留于颌骨内来保持骨组织高度。对于轻度错位的种植体可作为基牙，在制作义齿支架时做适当调整，于其唇颊向或舌腭向适度移动，适当改变义齿基托突度，满足患者对功能和美观的要求。当使用错位的种植体作为基牙时，应适当减少人工牙的𬌗力，防止过大𬌗力传导至错位的种植基牙上。可摘式种植义齿对就位道要求不如固定义齿严格，基牙承受𬌗力较小，因而当使用错位的种植体作为基牙时，可改用可摘式种植义齿，从而保护基牙。

4.义齿的支持类型和固位方式

（1）支持类型：目前种植义齿常用的支持类型有三种，即单独种植基牙支持型、黏膜支持型和天然基牙支持型，第三种类型应慎用。

（2）固位方式：义齿的固位方式主要根据支持的类型决定。种植基牙支持型可采用直接黏固和可卸式两种。单个前牙缺失用种植义齿修复时，为获得较好的美容效果，采用同健侧天然牙相同形态的人工牙，并用直接黏固方式；而多数牙缺失时常采用可卸式固位方式，可卸式桥义齿便于定期复查，更换牙体和修理，有较大的自由度，但制作工艺复杂，修复体的精度要求较高；种植基牙——黏膜支持型即覆盖义齿的固位方式较多，有球型、杆型、锁扣式、卡抱式、嵌合式和磁性固位等，可根据义齿的稳定性、固位力、外观及使用寿命加以选择。

5. 义齿的材料和形态

主要根据材料的弹性模量确定采用何种材料制作种植义齿。有缓冲装置的种植体，义齿可选择金属和烤瓷；没有缓冲装置的，则可用普通树脂或硬质树脂，以增加缓冲能力。

义齿的𬌗面形态主要有利于减轻侧向𬌗力，适当地减少义齿的颊舌径，降低义齿的牙尖高度，增加食物的溢出沟，采用组牙保护𬌗等措施。在不影响美观和发音的情况下，龈端部分应尽可能地采用悬空式，即桥体龈缘离开牙龈0.5mm以上，尽量开拓外展隙，以增加义齿龈面的自洁能力。

（二）种植义齿的制作

1. 种植义齿修复前的常规准备

种植体植入后3~6个月，种植体与周围骨组织完整，无软组织介入。临床检查，种植体颈部上皮组织附着良好，牙龈无充血，固位良好。此时，可考虑用这些种植体作为义齿修复的基牙。

修复前制取诊断模型，根据种植体的位置和数量，患者对美观和功能的要求，结合咬合关系、颌间距离、软组织健康状况，按照设计的一般原则，确定修复的最后方案。

2. 印模和模型

（1）用藻酸钠印模材料取得印模，灌制石膏后获得初模型，然后在初模型上制作底部开放的个别托盘备用。

（2）为把种植基牙在口内的位置准确地转移到模型上，要在种植桩上戴入相适应的桩帽，并用螺栓固位，为使桩帽牢牢地固位于印模材料中，印模用桩帽比种植义齿的接龈圈要长且大，并有一定的倒凹。若使用无倒凹的桩帽时，可用自凝塑料连接固定后，再行印模。为防止印模的变形，要采用硅橡胶印模材料。

（3）印模材料完全固化后，去除底部的印模材料，暴露桩帽螺栓，旋紧螺栓，使桩帽与种植体脱离，连同印模用托盘一起取下。

（4）灌注工作模型前，应使用接龈圈的代用品，旋紧桩帽螺栓，然后再灌制工作模型。待硬石固化后，再松解桩帽螺栓，取下托盘，带接龈圈（即为基桩）的工作模才完成。

3. 记录颌位

在工作模上，用自凝塑料制作恒基托，基托在种植桩处形成 2 ~ 3 个圆孔，以便用桩帽螺栓固定，防止基托和蜡堤移位。恒基托试戴后，确认无滑动，再做蜡堤，在患者口内记录粭关系及垂直距离。对粭为天然牙列时，则按全口修复方式记录粭关系，记录完毕，卸下桩帽螺栓，将粭关系转移到粭架上。

4. 排牙

根据常规排牙原则，兼顾功能、美观和发音等要求，在不影响美观的前提下，应大致平分粭间距离，后牙应尽量排在种植基桩上，前牙应尽可能靠近基桩。所排的牙列，其牙弓弧度和颌弓形状及种植基桩排列要一致。最重要的是种植义齿要求具备良好的平衡粭，既符合正中粭要求，又达到前伸给平衡和侧向粭平衡。末端游离时一般不排第二磨牙，以缩短义齿牙弓的长度。完成排牙后，获取义齿唇颊侧形态备用。拆除塑料基托，暴露基桩，准备制作支架。

5. 制作支架

在工作模上，将桩帽螺栓和桩帽固定在基桩上，用铸造蜡连接各桩帽，完成支架的铸型。整个铸型支架的要求如下：

（1）铸造的支架必须精确，固位良好，以防止支架变形将应力集中于个别种植基牙上，并有共同就位道。

（2）支架应有足够的强度，特别是支架与末端种植基桩连接处应该适当加厚，以防止受力后折断。

（3）支架龈端至少离开牙龈 1.5mm，应高度光滑，防止菌斑坑着。

（4）支架与塑料基托应有良好的固位型，以防止受粭力的影响，两者脱离。

（5）支架可与成品桩帽同铸，也可不带成品桩帽，但其铸造精度要求更高。

（6）整个支架整体设计应简单、合理，铸造金属符合生物力学要求。

6. 完成种植义齿

支架试戴后，将人工牙根据排牙记录，用蜡黏固于支架上，形成蜡—支架义齿，再进行试戴并调整咬合，注意美观及对发音的影响。若患者对美观及发音要求较高时，则可再设计制作可摘式活动假牙龈。经试戴确认无误，制作最终义齿，戴入患者口中，采用适当的固定方式固位，嘱患者定期复诊随访。

（三）种植义齿修复后的复查和随访

要使种植义齿修复后在口腔中长期保持功能和美观，定期复查和随访必不可少。义齿修复后，来自种植体颈部牙龈感染和不良应力所引起的种植体周围骨组织吸收等问题，至今尚未完全解决。一般情况之下，修复后每3个月复查一次，一年以后可适当延长复查的间隔时间。复查的主要内容包括义齿使用情况、有无不良反应，及其他辅助检查。

1. 口腔内一般摄影

用彩色照片记录口腔内黏膜、种植体牙龈附着、义齿外形等情况。摄影时的方向、倍率及采光条件等应尽可能相同。

2. X线检查

用X线检查种植体周围骨组织的变化情况是复查的主要内容之一。应用牙片、全景片及断层扫描技术观察种植体与骨界面结合情况，种植体周围骨密度及牙槽骨高度是否改变，并与前次复诊的X线片作对照。近年来，随着影像诊断的发展，X线片图像可进行数字化处理，可观察不同层次的骨组织，并进行定量分析，这对种植义齿修复前后的情况有比较客观的评价。

3. 临床牙周检查

种植体周围包绕的牙龈组织健康与否可采用菌斑指数、牙龈指数作为标准，还可从测定种植体周围龈沟渗出量和对渗出液进行细胞培养等方法来判断。

4. 种植体松动度检查

通过种植体松动度的检查大致可以了解种植体周围骨组织支持情况，以及负荷粘力的情况。但目前临床检查所制订的松动度指标比较主观，在没有特殊检查仪器时，其检查方法应规范化。最近关于种植体松动度检查仪的临床应用也有报道，这为客观评价提供了依据。

5. 咬合情况检查

种植义齿延伸后，粘面的磨耗、骨组织吸收使种植体下沉，螺栓的损坏松动、缓冲装置失去弹性等，随时可引起咬合的变化。当咬合不平衡时，会对种植体带来不良的影响。因此，每次复查时，应用咬合纸、蜡片观察正中粭、侧向粭的情况。有条件可借粭力仪、肌电仪等观察整个口腔系统的变化。

综合上述各项检查，医生除需要进行必要的医疗措施（如更换种植体部件、调整咬合、牙周洁治及牙周手术等）外，还应向患者提供自身管理方法，指导患者进行口腔保健。只有医生和患者良好的配合，种植义齿才能获得良好的预后。

6. 义齿种植成功率的评价标准

目前临床用于评价种植义齿成功率的标准有多种不同的方法，在临床应用时，应选择一种固定的利于比较的方法。

（四）种植义齿修复美学要点

1. 牙列缺损的种植义齿修复美学

牙列缺损的传统修复方法，按义齿的固位方式不同，分为固定义齿和可摘局部义齿两种。当使用人工牙种植技术修复时，绝大多数牙缺损的病例均可通过固定式种植义齿的修复获得满意的结果。

（1）固定式种植义齿的组成特点如下：

固定式种植义齿，是由种植体单独提供支持，由植入骨内的种植体和上部的义齿两部分组成。上部义齿与种植体基桩间的连接方式有黏固剂固定连接和可拆卸式固定连接两种。前者借助黏固剂的作用将义齿和种植基桩牢固连接为一个整体，很难分离。后者则是借助固位螺钉将义齿稳固地固定在种植体基桩上，医师可定期拆卸清洗、检查或更新义齿。

（2）牙列缺损的固定种植义齿设计美学如下：

个别牙缺失固定种植义齿修复设计美学：个别前牙修复时，修磨种植基桩呈核桩，然后在基桩上完成该桩蜡型，制作金属烤瓷全冠，多注重美观的要求。个别后牙修复时，应多考虑对功能的恢复，使粭力沿种植体长轴方向传导。可采用基桩外黏结固定或可拆卸式固定方式连接。

多数牙缺失固定种植义齿修复设计美学：多数牙缺失修复时，因植入的骨内种植体属硬性支持，人造牙冠直接与种植体基桩连接或可拆卸式连接，一般不与天然基牙相连。为减轻种植基牙的负担，少用或不用单端固定桥，慎用半固定桥设计。缺失牙数越多时，种植基牙相应增多。按传统固定义齿修复中对桥基牙要求的基本原则，合理分布种植体的位置，以保证义齿的支持和固位。桥体要有足够的抗弯曲强度，尽量避免和减小杠杆作用，保证义齿的支持和固位。同时要采取减小颊舌径、加大舌外展隙、加深粕面沟和降低牙尖高度等措施减小桥体的受力，保护种植基牙。

种植基牙和天然牙联合设计有时也用于游离端种植基牙固定桥和中间种植基牙固定桥。由于种植牙和天然牙的受力方式差别极大，骨内种植体形成骨整合，无动度，而天然牙因牙周膜系统有动度，因此联合设计时应特别注意这一点，以免造成种植基牙载荷过重或受到有害的杠杆作用，使种植体松动，而丧失功能，就谈不上美了。

2. 牙列缺失的固定式种植义齿修复美学

牙列缺失的种植义齿修复可分成可摘式种植义齿和固定或半固定式种植义齿。其中可摘式种植义齿是指义齿基托组织面直接覆盖在种植基桩上，依靠基桩、牙槽嵴的黏膜共同支持的全口或单颌覆盖义齿。这类修复形式在临床上常用于大多数牙槽嵴萎缩吸收严重，经传统全口义齿修复不理想的牙列缺失的患者。当患者牙槽嵴高度、厚度均足够，且上颌窦、下牙槽神经管等重要结构亦远离牙槽嵴顶时，也可为患者设计固定或半固定种植义齿。下面主要介绍牙列缺失的可摘式种植义齿修复的有关要点。

（1）可摘式种植义齿的种类及结构特点如下：

可摘式种植义齿的基本结构由种植体、附着体（附着体固定装置）、基桩和人工牙组成。按照其附着系统的不同，可分为杆卡附着式、球状附着式、磁附着式及锁卡式全口或单颌可摘式种植义齿。

杆卡式可摘种植义齿的结构特点：这类义齿可单独以杆作为附着体，亦可用配有曲槽形套筒的卡抱式杆附着体固位。附着杆的制作可采用铸造或以预成的金属杆焊接完成，其横断面呈"O"型，有足够强度。杆附着体完成后，以螺钉固定在种植基桩上，将基桩连接为一整体。而在义齿的基桩组织面使用卡抱式结构，由于杆与曲槽形套筒之间的紧密贴合和适当的缓冲空间，义齿戴入后，可更理想地增强可摘种植义齿的固位和缓冲咬合力。

球状及核桩附着式可摘种植义齿的结构特点：这类义齿其附着体呈圆球状，球杆固定在基桩上，与之相对应的义齿基托组织面有一与球体大小相一致的圆洞形，内衬球形附着帽。当义齿戴入后，由于旋转面呈光滑的圆形，球状附着体能较好地发挥应力缓冲作用和较好的固位作用。临床上一般采用预成的球状附着体制作义齿。若采用核桩附着体，每个核桩应使用套筒冠将患者口腔中种植体基桩的共同就位道统一。在确定了患者的颌间距离后，根据不同高度选择不同长短的核桩，并应对整个支持面做均等缓冲，以利义齿均匀下沉。这两种设计中，种植体基桩均应相互平行，单独存在，一般不做整体连接。因此，要求种植的直径要足够大，才能较好地承受载荷。

磁附着式可摘种植义齿的结构特点：与其他可摘式种植义齿的固定方式的差异在于该类义齿采用磁性固位技术使义齿获得很好的固位，而其他义齿则是通过各式附着体机械性锁结获得固位。磁附着式可摘种植义齿的基本结构特点是在种植基桩顶端安置固定软磁合金衔铁，而在相对应的义齿组织面内放置由永磁体设计制成的闭路磁性固位体。义齿借助磁力获得良好的固位，不传递侧向力而利于基桩的稳固。一般在使用两年后，更换闭路磁体，以保持基桩磁性固位力。

锁卡式可摘种植义齿的结构特点：锁卡式可摘种植义齿为可摘种植义齿的特殊形式。义齿基托额侧安置有一锁孔，锁栓固定在基桩的连接杆颊侧，有弹性，可被压力。当义齿戴入后，锁栓插入锁孔，将锁栓压回，即可取下义齿。松开钢丝，锁栓弹出并恢复原状。锁卡式结构精度很高，一般采用成品锁卡用于种植义齿的修复。

（2）牙列缺失可摘式种植义齿的修复设计美学如下：

单颌牙列缺失可摘式种植义齿的修复设计美学：单颌牙列缺失，对颌为天然牙列时，除非失牙区牙槽骨厚度及高度均非常理想，可以考虑设计固定种植义齿，一般情况均设计为可摘式种植义齿。根据患者牙槽骨的条件，可放置 2～6 枚种植体作基牙，多选择组合式种植体植入。术后可给患者安装暂时性义齿过渡，6个月后安置种植桩及附着体，然后设计制作可摘式种植义齿。对颌的天然牙列，由于其排列、位置及粭面磨耗形态常使义齿在排牙时很困难。因此，在义齿制作前先调磨修改天然牙的补偿曲线或 Spee 曲线，调改天然牙列的倾斜面突度，通过嵌体或冠恢复天然牙粭面形态。义齿的人工牙则尽量排在中立区或接近种植基桩处，使上下牙弓关系协调。上牙槽嵴严重萎缩者，人工牙与种植基桩水平距离不宜大，后牙可排成对刃粭或反粭，尽量使粭力沿种植体长轴传导。另外，通过减少义齿牙数（通常减去第二磨牙），适当减小义齿的颊舌径等措施，使可摘式种植义齿具有较小的脱位力矩。

全颌牙列缺失可摘式种植义齿的修复设计美学：当全颌牙列缺失时，根据患者的解剖条件，其修复中能出现以下两种组合：传统单颌全口义齿＋单颌可摘式种植义齿；上下颌均为可摘式种植义齿。当对颌为全口义齿时，可摘式种植义齿较容易获得稳定的咬合关系。排牙时全口义齿的人工牙应尽量排列在牙槽嵴顶，而种植义齿的人工牙则应尽量排列靠近种植基桩或排列在种植基桩上，并根据上下牙槽弓的关系，适当调整上下牙列的咬合关系。

当上下颌均为可摘式种植义齿时，为达到功能与美观的统一，全颌可摘式种植义齿首先要确定正确的垂直距离及咬合关系，在此基础上通过对称均衡、比例和谐的原则排牙（为减短种植义齿的游离端，通常少排第二磨牙），使义齿在三维空间的排列既达到咬合平衡，防止应力集中和排除殆干扰的功能要求，又获得美观的外形和良好的语音效果。

3.前牙人工种植义齿的美学要点

（1）前牙人工种植修复前的美容考虑如下：

首先对将进行前牙人工种植修复治疗的患者进行全面的检查，掌握好适应证。种植修复体的大小、形状及位置是由邻牙及对颌牙所决定的，因此，要达到成功的种植修复，局部的检查与处理尤为重要。对缺牙区间隙进行检查，包括近远中、切龈与唇舌向三个方面，必要时取模进行测量及试排牙。如果模型显示患者的缺牙区状况处于非理想状态，则需修改治疗方案或选用其他方法进行修复治疗。对于邻牙倾斜或对颌牙伸长所致间隙不够的患者，需要对其邻牙或对颌牙进行磨改或正畸治疗后，再进行牙种植修复。在某些特殊情况下，在种植治疗开始前，可进行部分或全牙列的正畸手术，而且要确定咬合关系，找出影响美观的因素并进行处理和设计，因为不良的结构关系或骨骼发育异常也可能影响修复体的外形。

（2）骨缺损的处理如下：

缺牙区牙槽嵴的大小及形状不仅影响牙种植体的植入，而且决定覆盖其上的软组织的形态。尽管在牙槽嵴有唇颊侧与垂直缺损的情况下部分患者仍可进行种植体的植入，但要在修复后获得美观的效果则较困难。因此，在种植治疗前对骨缺损要进行修复。

目前增加种植区骨量的方法主要分为诱导成骨、骨移植和应用骨代用材料三大类。骨代用材料由于其来源丰富、效果较理想而被广泛应用。目前常用的骨代用材料分为两大类，第一类为异体骨代用材料，包括冷冻、冻干和脱钙冻干骨（DFDB）。另一类为生物相容性材料，如生物活性陶瓷、羟基鳞灰石和磷酸三钙等。对于牙槽嵴仅为唇侧骨质缺失而高度正常的患者推荐应用 DFDB 磷酸钙，并在植入区覆盖软组织，6 个月后植入种植体。对于缺牙区牙槽嵴低平的患者，需用自体皮质小梁骨块进行移植，并在骨块周围缺损区充填自体骨骨片的混合物或 DFDB，或磷酸钙加 DFDB。亦可应用诱导组织再生技术的可吸收膜。4～6个月牙槽嵴便得以修复。

牙缺失后，牙槽嵴宽度通常要减少，为了维持牙槽嵴的宽度以及为种植体的植入提供条件，拔牙后即可用骨代用材料或胶原膜覆盖。这些材料虽然一般在4～6个月被吸收消失，但通常在周围已有足够的骨组织形成。对于拔牙后即刻种植的患者，亦可采用此方法以减少种植体周围骨的吸收。

（3）种植体的选择与植入如下：

在进行种植手术时，种植体大小的选择及种植体植入的位置对修复后的美观亦有很大的影响。如果牙槽嵴丰满且近远中距离较大，则应用直径较大的种植体，反之亦相反。为维持垂直距离，制作自然的牙冠形态，单颗牙种植体的肩部至少位于邻牙釉牙骨质界根方 2～3mm，在不影响骨整合的情况下尽量向唇平面侧植入。这样可使种植体像从颈部长出一样，便于颈部塑形。为了保证种植体按理想状态植入，应用外科导板对种植体的植入进行精确定位。

（4）软组织的美观修复如下：

医生在对部分前牙缺失的患者进行种植修复治疗时，尤其要考虑牙龈的美观问题。对于那些骨组织量正常但软组织缺损的患者，采用增加软组织的方法可以获得美观的牙龈。增加软组织的方法很多，严重的牙龈缺损可采用覆盖移植法，此法的缺点是移植组织的颜色与周围组织常不一致。对于中度垂直缺损或水平缺损，可应用软组织移植技术，即取腭或上颌结节处的自体表皮下结缔组织，置于移植部分的中厚翻转皮瓣下。如仅为水平缺损，则通过自体表皮下通道进行结缔组织移植。对轻中度的软组织缺损，可在种植二期手术时，采用斜向的腭侧水平切口获得皮下组织蒂，以增加唇侧的软组织，并且使供区基本暴露。

缺牙区的软组织过多，亦影响美观，需对其进行修整。常用的方法是牙龈成形术，即先制作软组织工作模，然后在模型上用刻刀对软组织部分进行修整，使其达到所期望的美观状态。再在修整过的模型上制作暂时性塑胶冠并戴入患者口内，然后根据修复冠对牙龈行牙龈成形术。

在前牙种植体修复中，由于龈乳头缺失影响美观的现象较为常见，所以医生在进行种植手术时要仔细保护龈乳头组织，保证其血供。在连接种植体上部结构时，不要翻转龈乳头，使其保持在原有的位置上。如果在种植二期手术前龈乳头已经缺失，可在软组织修复期时将多余的软组织制成龈乳头形态。如果龈乳头只是在上部结构连接后才缺失的，建议先除去上部结构，使牙间组织的血供不受阻，促进该部位的组织恢复。

软组织在手术后需要一定的时间才能达到稳定状态。有人对上切牙根尖瓣移植术后软组织的变化做过观察，结果表明，在愈合过程中的前2个月，瓣向根尖方向退化，而最终的检查又显示软组织向冠方长了1mm。目前还没有采用有效的方法来确定软组织达到稳定所需时间的资料。有学者建议当与种植体连接的牙龈上皮形成后即可戴永久冠。通常用穿卡法对患者牙龈稳定性进行测量，发现牙龈在手术后20周才能基本稳定，所以建立永久冠可在手术后20周制作，最好在牙龈稳定1个月后完成。

（5）美观的义齿修复如下：

前牙修复在美观上非常重要。在修复时，要结合患者的口腔特点。选择大小、形态、颜色合适的牙。同时，还要征询患者的意见，使医患双方都满意。

在种植义齿修复的材料问题上，主张暂时冠用塑胶冠，永久冠用金属烤瓷冠。塑胶冠在口腔内长期应用，受粘力的作用与温度的影响，易导致边缘裂隙，再加上唾液对黏结塑胶冠的水门汀的溶解，易在颈部引起菌斑的聚集及色素的沉着，从而影响美观乃至危及种植体。烤瓷冠由于具有组织相容性好，色泽美观，耐磨等优点，成为种植体永久冠的首选材料。传统应用含长石的烤瓷作为修复材料，但其硬度高，常导致对颌牙的牙釉质磨损。所以建议用低熔的AIL瓷，既可达到美观的效果，又可以防止牙齿磨损。

多数前牙人工种植体在龈1/3部分的效果不理想，很难达到种植体在牙龈水平上与真牙的大小和形状完全一致。要产生自然的形态，可用与自然牙大小和形状相似的种植体代替该种植体。也可以制作带有根颈部形态的愈合桩，它可以在二期手术后组织愈合过程中起成形片的作用。尽管愈合桩的应用是一种改进，但因为它是圆锥形而非永久修复物形态，需对患者进行第三次手术来修形。为解决此问题，可在二期手术时应用暂时冠常规进行修复，并即刻做出所需龈组织外形，使其按预定形态愈合，避免进行第三次手术。

种植体颈部直径与长度的比例与真牙颈部直径与长度的比例失调这一状况，常可导致种植体连接部位的变形，这也是导致种植体在龈1/3处美观不足的因素。有学者提出制作一个铸造的金帽，通过内或外固定在种植桩上。内固定金帽通过栓子可直接黏固在种植基桩的针道内。这种连接方式，可使种植体以任何角度植入理想的骨区内。这种内固定金帽的方法用于黏膜厚度小于3mm时，当黏膜厚度大于 3mm 时，可制作外固定金帽并粘在穿黏膜的种植桩的连接器上。这些金帽都是事先在技工室制作的。就位后，便利了以后的美观修复。

在牙龈平面，金属的暴露亦影响种植修复体的美观，人们正在想办法克服它。Coiuone 桩在前牙种植修复时，由于其修复冠的边缘置于黏膜下，可产生较好的效果。但最近有一些种植体周围黏膜瘘管的报道，可能与此有关。另一种方法不是把冠的边缘包上烤瓷，因为烤瓷材料的遮色能力强，可以防止金属外露。在修复治疗阶段，对于种植手术前未行软硬组织增加术而导致组织缺损种植桩的根颈部暴露的患者，可取全口模型，在模型上制作牙龈外形，再用弹性塑胶制成假牙龈，戴入患者口中，亦能取得良好的美观效果。

综上所述，要达到前牙人工种植修复的美观，需要认真的设计、准备及制作。而无论手术前骨缺损的修复、牙龈的成形、牙冠的修复还是以假牙龈达到美观修复，均需根据患者的要求和条件综合考虑。

第三章　常见口腔修复技术应用与分析

第一节　牙列缺失的全口义齿修复

牙列缺失是指上颌、下颌或上下颌的牙齿全部缺失。它是影响口腔功能最严重的一种疾患，口内仅存牙槽嵴。为牙列缺失的患者制作的修复体称全口义齿。造成牙列缺失的原因，除龈病、牙周疾病、牙及牙槽骨外伤和颌骨疾病外，还有老年性退变引起牙槽骨逐渐被吸收，牙齿松动而脱落等。少数患者也可由于外胚叶发育障碍、先天性缺乏恒牙胚而导致的全口无牙。有时也可由不良修复体而造成牙列缺失。

牙列缺失是临床上一种常见病、多发病。牙列缺失后，对患者的颌面部形态改变、发音、咀嚼功能均造成严重障碍，因此应适时地进行全口义齿修复，恢复患者颌面部形态和失去的功能，保护颌面部软硬组织和颞颌关节的健康。

全口义齿是由基托和人工牙组成的，义齿借助于各种固位力和辅助因素，附着在上下颌牙槽嵴上，属于黏膜支持式义齿。

全口义齿修复效果的好坏，与患者口腔的解剖条件、缺牙后有无修复史、修复过程中的设计和操作均有密切关系。因此，在修复前，应对口腔进行全面仔细的检查，并详细询问患者的缺牙时间和义齿修复史，这样便可对全口义齿修复后的效果做出初步评价。在制作过程，如每个环节均按要求操作，则不难取得理想的疗效。

一、牙列缺失后的组织改变

牙列缺失后，由于咀嚼功能受到破坏，口腔内的软硬组织和相邻的结构也可随之发生改变。

（一）颌骨的改变

牙列缺失后，上下颌骨的改变，主要表现在牙槽骨的吸收。牙槽骨是随着牙齿的萌出和功能而发育和保持的，当牙根发育增长而牙齿萌出于口腔内时，牙槽骨会随之形成。牙齿缺失以后，牙槽骨失去功能刺激而顺着牙根的方向逐渐吸收形成牙槽嵴。牙槽骨吸收的速度与缺牙的原因、缺牙时间的长短、骨质的致密程度及患者的全身健康和所戴义齿的适合性均有关系。如因牙周病缺牙者，牙槽骨吸收的速度较龋病或外伤缺牙者为快。缺牙的时间愈长，牙槽骨吸收愈显著。一般在缺牙初期，牙槽骨吸收较快，3～5个月后，吸收逐渐减缓或很少吸收，一年后才相对稳定，但牙槽骨仍有缓慢的吸收。骨松质较骨密质吸收快，全身健康差的较健康情况好的吸收快。因此，牙列缺失后，由于各牙缺失的原因和时间长短不同，牙槽骨吸收的量亦有差异，故在同一颌弓上牙槽略可呈现不规则的凹陷或两侧不对称。上下颌骨由于骨质结构关系，缺牙后牙槽骨的改变亦不相同。

1. 上颌骨的改变

上颌牙槽骨唇颊侧的骨板较腭侧的薄，因此外侧骨板的吸收较内侧骨板快而多。缺牙后牙槽骨顺牙根方向吸收，在颌弓前段是向上向后，颌弓后段是向上向内。吸收的结果使上颌弓变小。吸收严重者，切牙乳突、颧突根与牙槽嵴顶接近。牙槽骨吸收后，由于牙槽嵴高度变低，因而腭顶高度亦相应变浅变平。

2. 下颌骨的改变

下颌牙槽骨的内侧骨板较外侧骨板薄，故内侧骨板较外侧骨板吸收快而多。缺牙后牙槽骨顺牙根的方向是向下向外吸收，吸收的结果使下颌弓逐渐变大。吸收严重者，颌舌骨嵴、外斜线和颏孔等可接近牙槽嵴顶或与之齐平。

由于上下颌牙槽骨吸收的方向相反，结果形成下颌弓大于上颌弓，缺牙时间愈久，下颌前突现象愈明显。

（二）软组织的改变

牙列缺失后，上下颌骨间失去牙齿的支持，牙槽骨的不断吸收，致使口腔内的软组织也相应发生变化。

（1）附着在颌骨上的唇、颊和舌系带的位置由于牙槽骨吸收而与牙槽嵴顶的距离变短，或与之齐平。唇、颊和舌沟的间隙变浅，严重者口腔前庭与固有口腔间无明显界限。

（2）牙列缺失后，舌失去牙齿的限制，可向前向外扩展，造成舌体在形态上的改变。面颊部的软组织因失去牙齿的支撑而内陷，可与向外扩展的舌相接触，并导致面部皱纹增加，鼻唇沟加深，呈现衰老面形。

（3）唇颊部肌肉因失去牙齿咬合的支持，缺乏正常的功能性刺激，导致肌肉的张力平衡受到破坏，因而失去正常的张力和弹性。

（4）口腔组织由于缺乏正常的功能刺激而发生萎缩，黏膜可能变薄变平，失去正常的弹性、润湿及光泽，对疼痛和压力的敏感性增强。

（三）颞颌关节的改变

牙列缺失后，由于失去牙齿咬合的支持，下颌不能处于稳定的位置，加之颌间距离变短，髁状突可向后移位，颞颌关节内的神经受压，有关的肌肉失去正常张力，改变了下颌的正常生理位置，导致颞颌关节紊乱综合征的出现。

二、全口义齿的固位

全口义齿是由基托和人工牙组成，一副成功的全口义齿戴在口内应有良好的固位和稳定作用。固位是指义齿不向相反的方向脱位的作用。稳定是指义齿没有水平向移位和翘动的现象。二者对全口义齿的固位都很重要。全口义齿的固位对功能的恢复有着重要的作用。影响全口义齿固位的因素是多方面的，如患者口腔组织的解剖生理条件、临床的设计和制作及患者的适应能力等，而各个因素之间又是互相联系的。因此，应根据各个患者口腔的具体情况，恰当地应用一切有利于固位的因素，才能使完成的全口义齿获得良好的固位和有效的恢复功能。

（一）全口义齿的固位原理

全口义齿是由基托与上、下颌牙槽嵴及腭部的黏膜密切接触，通过吸附力和大气压力的物理作用获得固位。

1.吸附力的作用

吸附力是两种物体分子间的相互吸引力，包括附着力和黏着力。附着力是指不同分子间的吸引力。黏着力（或称内聚力）是指相同分子间的凝聚力。例如两块湿玻璃板贴合在一起，由于水分子间的黏着力和水分子与玻璃分子间产生的附着力，使两块玻璃板紧密贴合在一起。全口义齿的基托与口腔黏膜紧密贴合，其间有一薄层唾液存在，基托与唾液之间、口腔黏膜与唾液之间均可产生附着力，而唾液本身分子间则可产生黏着力。因此，义齿基托与黏膜之间就有吸附作用产生，使基托能紧密吸附于黏膜上而获得固位。吸附力的大小与基托和黏膜接触面积的大小和紧密度有关系，也就是说，基托面积越大，与黏膜接触越密合，所产生的吸附力就越大，固位作用也就越好。

唾液的质和量可影响吸附力的大小。唾液黏稠度低，流动性大，不利于义齿的固位。唾液黏稠度大，基托下唾液的流动性小，则吸附力强，对义齿固位有利。若唾液黏稠度过大，则唾液分子间的黏着力大于其与基托和黏膜间的附着力，而且在基托与黏膜之间不能形成薄膜，对义齿固位也不利。只有存留在基托与黏膜之间的唾液层越薄，对义齿的固位作用才越好。唾液的量少、口腔干燥者，也可减弱义齿的固位。若唾液的量过多，则黏稠度必然减小，对义齿固位也不利。

2.大气压力的作用

根据物理学原理，当两个物体之间形成了负压，而空气不能进入两个物体之间时，外界的大气压力就可将这两个物体紧紧压在一起。只有在破坏了负压之后，才能使两个物体分开。全口义齿基托与口腔黏膜紧紧贴合，基托边缘伸展合适，并与周围组织形成良好的边缘封闭，使空气不能进入基托与黏膜之间。当上下牙咬合时，基托与黏膜之间的空气被挤出，而形成负压。由于基托外面的大气压力大于基托与黏膜之间的压力，所以基托能紧密贴合于黏膜之上而获得固位。在临床上常嘱患者戴入全口义齿后，或感觉义齿松动时，将上下牙咬紧后用力吮吸，即可使义齿稳固地附着于黏膜上，这就是利用大气压力的作用。大气压力作用的大小与基托面积的大小、基托与黏膜的贴合程度及边缘封闭的好坏成正相关关系。

（二）与全口义齿固位有关的因素

1.颌骨的解剖形态

颌弓宽大、牙槽嵴高而宽、腭穹隆高、系带附着位距牙槽嵴顶较远者，基托覆盖的面积较大，因而吸附力和大气压力的作用就较好，可增强义齿的固位。反之，若颌弓较小或因牙槽骨吸收过多而牙槽嵴低平或呈刀刃状、系带附着位距牙槽嵴顶较近者，则义齿的固位就较差。

2.口腔黏膜的性质

黏膜的厚度适宜，有一定弹性，则基托组织面与黏膜易于保持密合，基托边缘也易获得良好封闭，有利于义齿的固位。若黏膜较薄、缺乏弹性，基托组织面与黏膜不易贴合，基托边缘的封闭作用也差，则对义齿固位不利，并易产生压痛。若黏膜过厚、活动度大，则黏膜受压时易变形而使基托移动，亦可影响义齿的固位。位于唇、颊和舌沟处的黏膜，一般均较疏松，只要印模准确，基托边缘伸展适宜，均易获得良好的边缘封闭，有利于义齿的固位。

3.基托磨光面的形状

基托的磨光面是指义齿与口腔唇、颊侧和舌侧组织接触的一面。基托的磨光面应具有一定的形态，以适应口腔的解剖特点和功能要求，才有助于义齿的固位。上颌义齿颊侧的磨光面应呈向上向外的凹面，下颌义齿的颊侧应呈向下向外的凹面，在正常功能运动时，颊肌收缩的力量作用于基托磨光面，有助于上下颌义齿的固位。上颌义齿腭侧磨光面应呈现向上向内的凹面，下颌义齿的舌侧应呈向下向内的凹面，这样，才能适应舌的外形和功能运动。若磨光面呈凸面，则颊肌和舌在功能时运动会使义齿脱位。

4.基托边缘伸展的范围和形状

基托边缘伸展的范围及形状对义齿的固位也非常重要。因为基托覆盖面积的大小，直接影响到吸附力和大气压力的作用。所以，在不妨碍唇、颊、舌侧软组织正常功能活动的情况下，基托边缘应尽可能伸展，而且边缘形态应圆钝，才能与前庭沟及口底的黏膜保持紧密接触，形成良好的边缘封闭。上颌基托的后缘应止于软硬腭交界的软腭上，即后堤区。上颌基托后缘在后堤区伸展的范围，根据硬软腭连接的形式而不同。此区黏膜组织弹性大，基托边缘可适当加压，以增强边缘的封闭作用。基托后缘的两侧应伸至翼上颌切迹。下颌基托后端应盖过磨牙后垫的 1/3 ~ 1/2 处，此区的组织松软，基托边缘亦可稍加压力，以增强边缘的封闭作用。

5.咬合与固位的关系

全口义齿在咀嚼过程中上下牙列之间应具有平衡的接触关系，才能使基托稳固地位于牙嵴上而不移动。这样既有利于义齿的稳定和固位，又不会对基托下的支持组织造成损伤。要达到平衡接触，就必须注意人工牙的排列。人工牙应尽可能排在牙槽嵴顶上，使胎力主要由牙槽嵴承担。因此，人工牙排列所成的牙弓形状，大小应与颌弓一致。上下牙列之间在正中颌位时，后牙应保持均匀的接触，在非正中颌位时，应保持多点或三点接触。全口义齿如不能获得平衡颌接触关系，在功能活动时就可产生不利的杠杆作用，不但影响全口义齿的稳定和固位，而且对支持组织还可产生损害。如人工牙排在牙槽嵴顶颊侧，咀嚼时牙槽嵴顶形成支点，义齿基托可沿此支点发生前后或左右翘动，因而破坏了义齿的边缘封闭和基托与黏膜的贴合，致使义齿脱位。由于牙槽嵴受力不均匀，还可加速牙槽骨的吸收。如人工牙过于排向牙槽嵴顶的舌侧，义齿虽可获得较大的稳定性，但会妨碍舌的活动，也不利于义齿的固位。

6.舌与固位的关系

全口义齿，特别是下颌全口义齿的舌侧空间应与舌体的大小相适应，才有助于固位。牙列缺失后，舌失去牙齿的约束，可在口内自由活动，时间长久后，舌的形态有所改变。戴全口义齿，要使舌限制在下颌义齿以内活动，患者不易适应，就容易使义齿脱位。长期缺牙又未修复过的患者，对义齿的适应就更困难。因此，在排列人工牙及完成义齿磨光面的外形时，应注意留出足够的空间，保证舌的正常功能活动，如人工牙不能过分偏向牙槽嵴顶舌侧，颌弓较小者，还可适当减小人工牙的颊舌径。

临床上常发现，下颌全口义齿的固位不如上颌义齿好，原因是下颌牙槽嵴对义齿的支持面积较小，附着于下颌骨上的肌肉较多，活动性大，易使义齿脱位，加上舌的活动频繁及下颌骨的活动性，容易影响下颌义齿固位。而上颌骨为固定的，义齿有较大的上腭部支持，又不易受舌活动的影响，故容易取得良好的固位。

三、全口义齿的制作步骤和方法

（一）印模与模型

1.印模

（1）无牙颌印模的分类。①根据印模的精确程度分为初印模和终印模。②根据印模的次数分为一次印模和二次印模。一次印模是用合适的成品托盘，一次制取的终印模；二次印模是通过取初印模作个别托盘，二次取印获得终印模。如果采用成品托盘，采用藻酸钠印模材料或印模膏取初印模（经过肌功能修整），组织面刮去一层，再放入终印模材料取得终印模，也属二次印模。③根据取印模时患者张口或闭口分为开口式印模和闭口式印模。一般临床上均采用开口式印模。

（2）无牙颌印模的要求。①印模覆盖面积要求：无牙颌印模需靠肌功能修整形成唇、颊、舌侧边缘，义齿基托后界，上颌后缘盖过腭小凹，下颌后缘盖过磨牙后垫。②制取微压印模：在微压状态下取印模，黏膜组织不会受压变形，基托获得较好的固位力。

2.模型

（1）终模型应具备的条件。应充分反映出无牙颌组织面的细微纹路，印模边缘上显露出肌功能修整的痕迹和厚度。

（2）上颌终模型后堤区的处理。为了防止空气从上颌基托后缘进入基托和黏膜之间破坏基托的固位，在基托后缘应制作后堤，保持良好的边缘封闭。具体做法：在模型上的腭大孔之后刮一沟槽，深 1～1.5mm，向前宽约 5mm，向两侧和向前逐渐变浅。

（二）确定颌位关系

髁状突在关节窝的位置及上下牙列的咬合接触是维持上下颌骨位置关系的重要因素。一旦牙列缺失，失去了牙齿的支撑，髁状突的位置会表现出极不稳定的状态。确定颌位关系就是通过一定方法，用蜡做恒基托和𬌗堤代表缺失的牙槽骨和牙齿，将上下颌骨的位置关系记录下来，以便上牙架和排列人工牙。

全口义齿应尽量恢复拔牙前的面容，最重要的就是要求恢复髁状突在关节凹中的生理后位和合适的面下 1/3 高度。前者即水平颌位关系，后者即垂直颌位关系。

1. 确定垂直距离

在天然牙列上下接触时，𬌗底到颏底的距离称为垂直距离。垂直距离的恢复主要靠上下𬌗托占据颌间距离获得，而上下𬌗托高度的建立是通过测量或参照面下 1/3 高度与面部其他标志的比例关系形成。

2. 确定水平颌位关系的方法

（1）在正中关系位建𬌗的方法。使用哥德氏弓，当描记针指向哥德氏弓顶点时，表示下颌处于正中关系位。在此位建立最广泛接触的全口义齿。

（2）在肌力闭合道终点建𬌗的方法。

a. 在自然重复张闭口过程中，上下𬌗托间接触次数最多的位置：嘱患者端坐，肌放松，反复做自然开闭口运动，重复次数最多的位置就是肌力闭合道终点位，此位置被视为是建𬌗的最适位。

b. 利用向后卷舌方法确定建𬌗位：嘱患者向后卷舌同时做咬合动作，反复数次，使下颌后退到肌力闭合道终点的建𬌗位。

c. 利用吞咽动作确定建𬌗位：让病人做吞咽动作，由于提下颌肌群和舌肌的共济运动，使下颌自然后退到建𬌗位。

d. 利用肌监控仪确定建𬌗位：此仪器适用于长期全口无牙颌并有不良咀嚼习惯者。患者经过肌监控仪控制，可使下颌处于正常位置，便于建立正确的水平颌位。

e. 利用下颌运动轨迹描记仪、肌监控仪和微机系统同步采集确定建𬌗位：此系统可借咀嚼过程中下颌运动轨迹和咀嚼肌肌电活动定量描述下颌位置，微机将下颌位置变化图形的动态显示于屏幕上，可用来确定无牙颌正确的建𬌗位置，此法多用于科研工作。

（3）检查水平颌位关系。记录垂直距离的同时，实际上也记录了水平颌位关系，只是在记录垂直距离时，有的患者常常不由自主地做了下颌前伸或侧向咬合动作，这就造成了错误的颌位关系记录。因此，在记录了垂直距离以后，要认真地检查水平颌位关系的正确与否。检查的方法较多，如肌探测仪的检查较科学，但需要有设备，临床操作也较麻烦。

（三）上𬌗架

上𬌗架是将带有上下𬌗托的模型用石膏固定在𬌗架上，保持上下模型间的高度和颌位关系，以便于排牙。国内多采用 Hanau 氏半可调节𬌗架。

1.转移颌位关系

（1）用面弓转移颌位关系并上𬌗架。利用面弓转移上颌对颞颌关节的三维位置关系。面弓由𬌗叉和弓体组成。可将患者的髁导斜度转移到𬌗架上，排列上下人工牙后，可在𬌗架上全面调整前伸、侧方的𬌗平衡，达到上下牙列最广泛接触。如此制作的全口义齿很容易达到平衡。

（2）不用面弓上𬌗架法。当上下𬌗托确定颌位关系记录后，直接将上下𬌗托连同模型用石膏固定在𬌗架上。这种不用面弓转移颌位关系，完成的全口义齿多不能达到𬌗平衡，只有用选磨来弥补。

2.转移患者前伸髁道斜度于𬌗架上

（1）测定前伸髁道斜度的依据。颌位关系转移到𬌗架上后，再将上下𬌗托戴入患者口中，正中咬合时可见上下𬌗堤平面紧密接触，下颌前伸运动时，上下𬌗堤的前端虽仍相互接触，但中部和后部则出现了前小后大的三角形间隙，这就是所谓的克里斯坦森（Christensen）现象。不同的人，髁道斜度不同，三角形间隙会随之改变，依据这一现象便可测定出患者的前伸髁。

（2）取前伸髁关系记录。上𬌗堤表面涂少许石蜡油，将上下𬌗托放入口内。取 3 片宽约 10mm 的蜡片，烤软后叠在一起放在下颌蜡𬌗堤上面，嘱患者下颌前伸 6mm 左右并咬合。此时由于 Christensen 现象在上下𬌗托间形成的三角形间隙已被软蜡占据，将蜡片及上下𬌗堤取出口外，用水冷却后待用。

（3）在𬌗架上调节出前伸髁导斜度。①松开𬌗架上的正中锁和固定髁槽的螺钉。②将上下𬌗托及前伸咬合蜡片记录放在上下颌模型上。③松开切导针，使其离开切导盘。④推上颌体一侧向后约 6mm，并来回移动，髁槽的倾斜角度便随之改变。角度过大时上𬌗堤后部与前伸𬌗记录的后部不接触，前部接触。角度过小时后部接触，前部不接触，角度适中时，上𬌗堤与蜡记录表面完全接触，此时，髁槽倾斜的角度便是该患者这一侧的前伸髁导斜度。⑤用此方法调出另一侧前伸髁导斜度。⑥此方法的精确性受患者前伸距离的大小、蜡条的软硬程度、𬌗堤与蜡记录接触状况等多种因素的影响。因此最好多做几次，取平均值。

3.确定切导斜度

切导斜度是切导盘与水平面的夹角。当上下前牙排好，形成较小的切导斜度后，松开固定切导盘的螺钉，推切导针使上颌体后退至上下前牙切缘接触位。调节切导盘一直与切导针下端保持接触，此切导盘表面斜度就是所求的度数。

第二节　种植义齿的设计和制作

种植义齿是由种植体和种植体支持的上部结构组成的特殊修复体。种植体由人工材料制作，经牙槽外科手术植入失牙区颌骨内，起着人工牙根的作用，上部结构包括金属支架、人工牙、基托、固定螺栓及附着体，基桩将上部结构与种植体体部相连接。

种植义齿与常规的义齿有一定的差别。种植义齿的支持、固位和稳定功能较好，𬌗力经过种植体直接传导到颌骨内，因而具有良好的支持作用。种植义齿基托面积较小或者不设计基托，会令患者感觉舒适。对于常规义齿难以得到足够支持、固位和稳定的患者，特别是佩戴常规义齿有困难的患者，种植义齿表现出明显的优越性。

一、种植义齿的基础

（一）种植义齿的解剖学基础

1.颌骨的组织结构

颌骨的组织学结构由骨密质和骨松质组成。骨密质位于颌骨外层和固有牙槽骨的部位，在结构上是交叉排列的骨板和骨小梁。位于固有牙槽骨部位的骨密质包绕牙根，其结构致密但有许多小孔以容纳牙周膜的神经、血管通过，因此又有硬骨板或筛状板之称。在牙槽骨内的骨小梁的排列与承受的咀嚼压力分布相适应，牙根之间的骨小梁排列成水平向，而根尖区则呈放射状。在下颌某些部位，由于骨小梁交织排列，骨质致密，有利于牙种植修复的成功，因此下颌种植的成功率高于上颌。在牙槽窝底部的骨小梁排列较密集，成束状，逐一斜向后上，构成下颌骨的加固结构。

2.颌骨的解剖结构

（1）上颌骨的解剖结构。上颌骨的形状不规则，可分为一体四突，即上颌体、额突、颧突、腭突和牙槽突。与牙种植手术有关的主要解剖结构位于牙槽突和上颌体。

上牙槽突骨外板骨质较薄。上颌前牙区的牙槽突略向唇侧倾斜，该区牙根尖的上方为鼻底。在 2 个上中切牙之间靠腭侧为门齿孔，有神经血管束由此向上经切牙管走行。在进行牙种植手术时应注意上述解剖结构。上颌体分前外、后、上、内四面。上颌体的内腔宽大，即上颌窦，呈底朝下的锥状体。在上颌后牙区行种植手术时应特别注意该结构。上颌骨在承受咀嚼压力明显的部位，骨质特别致密，形成尖牙支柱、颧突支柱及翼突支柱，这 3 对支柱均从牙槽突向上达颌底。牙列缺损或牙列缺失以后，这 3 对支柱的骨质仍然致密，有利于牙种植体植入后的早期稳固。

（2）下颌骨的解剖结构。下颌骨分为下颌支和下颌体，绝大多数牙种植体手术在下颌体区进行，只有少数类型的种植手术涉及下颌支区域。颌孔是下颌神经管的前端开口，孔内有神经血管束。下颌体的上缘又称牙嵴缘，相当于上颌骨的牙槽突，其内外骨板较上颌者致密。下颌骨的下缘外形圆钝，较上缘厚实。下缘的前部为下颌骨的最坚实处，因此，牙种植体在该区植入后的早期稳固较好，成功率也较高。下颌支呈垂直的长方形骨板，上端有两突，即突和踝状突。两突之间为下颌切迹，有神经、血管通过。下颌支内侧面有下颌孔，下牙槽神经血管束由下颌孔进入下颌管，在下颌后牙区进行种植手术时应特别注意该结构。

3.缺牙区的牙槽骨

牙齿缺失后，牙槽骨因丧失生理功能的刺激而逐渐被吸收形成牙槽嵴，牙槽嵴的形态与质地因个体差异及部位的不同而有很大差别，与种植体的选择、植入部位的确定，以及牙种植手术的设计方案都有密切关系，所以在进行牙种植手术之前，必须从解剖及组织学的角度充分了解缺牙区牙槽骨的宽度、高度及质地。

（二）种植义齿的组织界面

目前常用的牙种植体主要是植入骨内、穿过牙龈的种植体，因此种植义齿的组织界面包括骨组织界面及牙龈上皮附着。

1. 牙种植体 - 骨界面

种植义齿的成功与否与牙种植体植入骨组织后形成的界面性质密切相关。目前认为成功的牙种植体界面可存在 3 种结合形式，即骨性结合、纤维骨性结合、生物化学性结合。这几种界面与骨内种植义齿的远期成功密切相关，而界面形式由多种因素决定，如种植体的设计、外科植入技术、骨组织情况、上部结构修复等。

（1）骨性结合界面。骨性结合界面是指在光学显微镜下，种植体与周围骨组织直接接触，无任何纤维组织介于其间。骨性结合（osseointegration）又称为骨整合或骨融合。骨性结合最早由 Brane mait 等在 20 世纪 60 年代初提出，并于 20 世纪 80 年代初在大量的实验和临床研究的基础上得以证实和确认。骨性结合概念的提出在种植学领域引起了很大的震动，它使种植体的应用有一个科学的理论基础，使人们对界面的本质有了进一步的认识。

骨性结合界面的形成受多种因素影响，如种植体表面结构与性能、植入区骨质情况、植入手术的创伤大小、种植体受载情况、种植材料的生物相容性等。研究证明：粗糙、不规则的种植体体部表面较光滑表面更有利于骨性结合界面的形成；手术创伤越小，界面上的坏死骨越少，所引起的炎性反应越小，越容易形成骨性结合界面；使用二段式种植体系可保证种植体在无负荷的状态下完全愈合。钙磷陶瓷和钛金属种植材料具有良好的生物相容性，前者能相对更早地形成骨性结合界面。

（2）纤维骨性结合界面。纤维骨性结合界面是指种植体与骨组织之间介入了未钙化的纤维结缔组织。纤维层的厚度常反映种植材料生物相容性的好坏，并作为能否达到种植成功的标志。美国材料测试委员会认为材料植入骨组织 6 个月后，纤维层的厚度在光镜下小于 0.03mm，才可选用一般的种植材料。组织学的研究表明纤维骨性结合界面上的纤维组织主要与种植体表面平行或完全包绕种植体，与天然牙的牙周膜中的胶原纤维排列不同，且种植体周围的纤维组织中不含有牙周膜本体感受器。许多学者不赞同纤维骨性结合界面形式，认为它是种植材料生物相容性差的指标之一，并且不利于种植体界面的长期维持，种植体受力后，容易与纤维囊分离，种植体易出现松动。

2. 牙种植体 - 牙龈上皮界面

由于牙种植体是从口腔环境进入软组织及骨的内环境，因此种植体行使功能而黏膜下骨组织不受损害，就必须保证种植体 - 牙龈界面的健康，防止口腔内细菌等破坏因素侵蚀到颌骨内环境。因此，牙种植体成功的先决条件之一是能够获得附着于种植体颈部表面的口腔黏膜生物屏障。

用光镜、扫描电镜观察结果表明：种植术后有游离龈及龈沟上皮再生。在低倍镜下，可见种植体周围的健康游离龈缘，以及种植体表面的菌斑。在高倍镜下，观察到龈沟上皮紧贴种植体并向根方逐渐变细；紧贴种植体的上皮有 5 ~ 6 层细胞；在龈沟底，结合上皮细胞伸出长伪足，附着于种植体表面。

（三）种植义齿的生物力学特点

种植义齿的远期成功率随着观察时间的延长而降低，出现种植体的松动、折断等问题。人们逐渐意识到骨内种植义齿修复的许多失败的原因，多归结于力学问题。

种植义齿的受力情况不同于天然牙列，种植体组织界面对侧向力和扭力的耐受能力远小于天然牙，而且受力时不允许种植体和周围组织有相对位移。如果应力在容许范围内，种植体和骨组织之间的相对微运动不会造成界面破坏，若种植体承受过大的应力则可能造成两种结果：①种植体及上部结构内部的折裂或折断。②种植体周围骨的吸收，最终导致种植体的松动、脱落。

从临床医学角度看，对种植体的生物力学相容性的要求包括以下 3 个方面：①种植体要能承受功能载荷，有足够的强度，保证不发生严重变形或断裂破坏。②种植体行使功能时要对周围骨组织产生足够的应力传递，避免骨废用性萎缩。③种植体对周围骨产生的应力传递不能超过生理限度，避免创伤造成的骨吸收或骨折。

二、种植义齿的分类、组成及结构

（一）种植义齿的分类

1.按种植义齿的固位方式分类

种植义齿上部结构的固位方式由上部结构与基桩的连接方式所决定。分为固定式种植义齿和可摘式种植义齿两大类。

（1）固定式种植义齿。固定式种植义齿上部结构的金属支架和基桩为固定连接；按照基桩固位形的设计特点，分为基桩外固位、可拆卸式和基桩内固位。

a.基桩外固位种植义齿：基桩外固位又被称为水门汀粘固式种植义齿，是种植义齿最常见的固位方式之一。上部结构的固位形采用全冠固位形或者金属支架，其唇颊面或者胎面用烤瓷材料和硬质塑料恢复。适用于单个牙或多个牙缺失的修复，多个牙缺失时要注意基桩共同就位道的设计，保证粘固时能够顺利就位。

b.可拆卸式种植义齿：可拆卸式种植义齿又被称为螺钉固位式种植义齿，是特殊设计的固定义齿。基桩上留有固位螺丝，金属支架上设计固位孔，支架被动地放置在多个基桩上，用固位螺栓固定。上部结构的唇颊面用烤瓷材料或硬质塑料。该类种植，义齿对金属支架的强度和铸造精度要求高，适应证范围广，单个牙或多个牙缺失，以及无牙颌患者均可使用。其可拆卸部分需在随访复查中由医师拆卸清洗和检查。

c.基桩内固位种植义齿：基桩内固位设计为中空盲管状固位道，依靠固位桩插入并且粘固固位，仅用于胎力较小、对固位力要求不高的种植义齿，其对抗义齿旋转的能力较差，故临床已极少使用。

（2）可摘式种植义齿：可摘式种植义齿是依靠基桩、牙槽嵴和黏膜共同支持的全口或局部覆盖义齿。在种植基牙数量不足时，或者对颌牙为天然牙列时，最好选用可摘式种植义齿。该类种植义齿能够适当增加其固位、支持和稳定，又能利用残余牙槽嵴的支持，防止种植基牙过载发生损伤。

a.按顶盖设计分类为：①覆盖式种植义齿（implant supporte doverdenture）可使用顶盖、栓钉、杆附着体设计；义齿的阴型固位部分的设计和常规覆盖义齿相同。②特殊的覆盖式种植义齿将常规覆盖义齿的顶盖设计改变为特殊的固位类型，用于种植义齿则形成了该类固位结构特殊的类型。特殊的固位类型多为精密附着体（preciseat tachment）、磁性结构（magneticat tachment）和双重冠（套筒冠，tele scopecrown）结构。

b.按附着体成型过程分：①预成型：基桩上设计各种预成的附着体，以增加覆盖式种植义齿的固位力。根据附着体的预成形态变化，又分别设计为杆卡结构（bar-clip structure）、检道结构（sleeve structure）、球形结构（ball-fonned structure）、弹簧弹子结构（spring-ball structure）、磁性固位等。②个别制作型：最主要的形式是圆锥双重冠结构。

2.按种植义齿的部位和作用分类

按种植义齿在修复中的作用和部位分为全颌种植义齿和局部种植义齿，及种植基牙和天然牙联合固定义齿。

（1）全颌种植义齿。Spieck 教授将全颌种植义齿分为 4 类。

a.可摘式种植义齿：有 2 个种植体作覆盖种植基牙，杆卡固位为主，可以有锁卡固位、球形固位、磁性固位。

b. 可摘式种植义齿：有 3 ~ 5 个种植体，通常是 4 个种植体作覆盖种植基牙，以杆卡固位为主，可以有锁卡固位，双重冠固位，以及其他的附着体固位。

c. 可摘式种植义齿：有 3 ~ 5 个种植体，通常为 4 个种植体作覆盖种植基牙。其特点是以杆卡固位为主，固位杆有延长臂，杆上可以再设计球形固位体或者其他附着体。另外，可以设计游离端种植基牙支持延长臂的远端。

d. 固定式种植义齿：有 4 ~ 7 个种植体，通常为 6 个种植基牙。上部结构有铸造支架、螺栓固位、种植基牙支持，属于可拆卸式固定种植义齿。

（2）局部种植义齿。

a. 单个牙缺失的种植义齿修复：单个牙缺失的种植义齿类似核桩冠修复，基桩经过修磨后形似核的形态，或者是在基桩上完成铸造内冠，采用基桩外固位或者螺栓固位的方法固定外层冠。

b. 种植基牙固定义齿：在缺失牙间隙内，至少设计 2 个或者 2 个以上的种植基牙，并与桥体的长度、弧度、患者的咬合力相适应。在有植入条件时，应该适当增加种植基牙数目，并采取减轻桥体胎力的措施，以保护种植基牙。

（3）种植基牙和天然牙联合固定义齿。这种设计多见于游离端种植固定桥和中间种植基牙固定桥。在后牙的游离缺失部位植入种植体后，与靠近缺隙的天然牙共作固定桥的基牙，或在较长的缺失间隙内植入种植体作固定桥的中间基牙，可将常规只能作可摘修复的病例改作固定修复或者将长固定桥改为复合固定桥，减轻了天然基牙的负担，扩大了固定义齿修复的适应证范围。

使用种植基牙和天然牙这两类性质不同的基牙是否合理曾有过争议，后经临床实践和生物力学研究证明联合设计是可行的。但是，临床应用中必须采取分散胎力的措施，防止种植基牙过载的情况发生。使用中间种植基牙时要慎重，可酌情使用半固定连接。

3. 种植义齿的其他分类法

（1）按种植方式和植入部位分类，可分为骨内种植、骨膜下种植、根管内种植（牙内骨内种植）和穿骨种植。目前应用最广泛的是骨内种植。

（2）按种植材料分类，可分为金属种植、陶瓷种植和复合种植。

（二）种植义齿的组成及结构

种植义齿的组成分为上部结构和下部结构，其目的是为了分清位于口腔内及组织内的上、下两部分，但随着其颈部的设计更新及其重要性的体现，牙龈部分自然就成了种植义齿的组成之一。

1.牙种植体

在结构上，传统的牙种植体包括体部、颈部及基桩。随着牙种植体设计的改进，这3个部分逐渐分化出许多结构或组成，现介绍如下。

（1）牙种植体的基本组成。

a.体部：种植体的体部（implant body）是种植义齿植入组织内，获得支持、固位、稳定的部分。植入粘骨膜的部分称为支架（shelf）；植入骨内的部分称为固位桩或固位体（fixture）。

b.颈部：种植体的颈部（implant neck）是种植体穿过牙槽嵴顶粘骨膜处的较窄部分，它将种植体的体部与基桩相连。一段式种植体（one-stageimplant）的颈部与体部、基桩为一整体结构，而二段式种植体（two-stage implant）的颈部比较复杂。

c.基桩或基台：是种植体暴露在黏膜外的部分，它将上部结构与种植体体部相接，为上部结构提供固位、支持和稳定。根据其结构长短及与上部结构的连接方式，基桩（abutment head）与基台（abutment）的含义有所区别。基桩既包括露出黏膜较长的、供桩孔粘接的结构，又包括露出牙龈较短的、靠螺丝与上部结构相连的基台，即基桩包括基台。基台属于二段式种植体的结构，它通过其下端的内或外六面体抗旋转结构（hexiocU）与种植体体部上端的外或内六面体结构相连。

在某些种植区域，种植体体部的长轴与上部结构的牙冠长轴如不在一条直线上，可采用带角度基桩（angled abutment）。

（2）牙种植体的构件。二段式种植体的构件包括体部、基桩、愈合帽、黏膜周围扩展器、卫生帽、中央螺栓等。

（3）牙种植体的种类。牙种植体的分类方法较多，为了方便叙述，下面分别按形态结构，手术次数、受载情况，以及在种植义齿修复中的作用进行分类。

a.按形态结构分类：

第一，螺旋种植体。螺旋种植体最先由Formiggini（1948）设计，其结构分基桩、颈部、体部三部分。在形态上，有的为空管状，有的则在体部表面加孔或沟槽。该类种植体的应用广泛，可适用于个别牙或多个牙甚至全牙列缺失。圆柱状种植体，目前发明的圆柱状种植体系统较多，其形态及制作方法、植入方法各异，但都是在钉、针及螺旋种植体的基础上发展起来的，其结构也分为基桩、颈部、体部三部分。其形态的差异主要在体部，有的为空管状，管壁上有孔；有的在空管外表面设计有螺纹；有的则为阶梯形圆柱状；有的还在体部表面喷涂铁浆或生物陶瓷。

第二，叶状种植体。叶状种植体首先由 Rabert 提出，之后经过了后人的改进，设计了各种形态的种植体，以供不同的种植部位及不同的解剖条件使用。叶状种植体材料多用铁金属制成，有的喷涂生物陶瓷在其表面；其形态包括无孔或有孔叶状种植体、闭口或开口叶状种植体、支叶状种植体、结节叶状种植体及其他变形体。叶状种植体的主要优点是：①薄，可用于骨量不足者。②宽，表面积大，叶片有孔，有利于种植体与骨组织的结合。但叶状种植体的叶片状体部在长期受到咬合力作用的过程中容易造成种植体颊舌向摆动而导致失败，因此对叶状种植体的长期临床效果评价不甚理想，20 世纪 80 年代以来，其应用有所减少。

第三，基架式种植体。基架式种植体最先由 Goldberg 提出，由支架、种植体颈部及基桩组成。适用于牙槽嵴宽度和高度不够的下颌无牙颌患者，也适用于游离缺失的病例，但不适宜于黏膜过薄的患者。

第四，穿下颌骨种植体。穿下颌骨种植体适用于下颌牙槽嵴严重萎缩的患者。该种植体由水平板、固位针和螺纹柱组成。种植体经下颌下缘穿过下颌骨再穿出口腔黏膜，由 3 ~ 5 个固位针将水平板固定于下颌骨下缘，并附有 2 ~ 4 个螺纹柱，螺纹柱穿过下颌骨再穿过口腔黏膜，以支持义齿。由于该种植体的设计还存在一定的问题，因此发展缓慢，尚有待进一步研究。

第五，下颌支支架种植体。下颌支支架种植体由 Vassous 首先报道，是一种在下颌升支和下颌联合处植入，主要用于下颌牙槽嵴严重萎缩的下颌种植体。采用该种植体的主要目的是避开下牙槽神经血管束进行种植。该种植体一般用铁合金或钴铬合金制成。

b. 按手术次数及受载情况分类：

第一，一段式种植体：该类种植体的体部、颈部及基桩为一体，在一次性手术中整体植入，手术后立即受载。

第二，二段式种植体：该类种植体的基桩可以拆卸，分为二段式埋植型、二段式非埋植型种植体。前者是用常规的二次性手术植入，愈合期无负荷作用；后者为一次性手术植入，愈合期有部分负荷作用。

c. 按种植体在种植义齿修复中的作用分类：分为全颌种植体（completeim plant）、末端种植体（terminal implant）、中间种植体（inteimediaiy implant）。全颌种植体主要是指骨膜下种植体及下颌支种植体；末端种植体的应用解决了游离缺失修复中存在的问题；中间种植体的应用使缺失间隙大的患者不必戴用可摘局部义齿。

2. 上部结构及其制作的辅助构件

上部结构（supeistmcture）包括金属支架、人工牙、基托、固定螺丝及附着体，辅助构件包括转移杆和基桩代型。

（1）上部结构如下：

a. 金属支架：金属支架的作用是增强上部结构的强度、固位及分散胎力的作用。该部分是贴近基柱或天然牙，表面用人工牙或基托覆盖的金属结构。金属支架除了与固定或可摘修复体相类似的部分外还包括预制帽或可铸帽。

b. 人工：人工用以替代缺失的天然牙，一般位于金属支架的胎方及唇颊方，主要行使咀嚼、发音及美观等功能。由于人工牙的材料选择、排列高度及贴面设计直接影响到种植义齿的效果及成功率，因此应引起种植医生的关注。

c. 基托：种植义齿的基托与常规可摘义齿者相类似，但它的边缘伸展少，并要求其组织面与黏膜紧密贴合，在功能运动中能与基桩较均匀地分担咬合力。

d. 固定螺丝：固定螺丝（festening screw）又称修复螺丝（prosthesis screw）或固位螺丝。它是将上部结构与种植体的基桩或天然牙上的固位体相连接的螺丝，可拆换。

e. 附着体：种植义齿的附着体与半固定桥者相类似，可分为杆卡式、栓道式、套筒冠式及球类附着体。

（2）修复制作辅助构件如下：

a. 转移杆：转移杆（transfer coping）又称印模帽（impressing coping）或六角转移器（hexlock transfer）、取模桩、桩帽等，用以将病员口腔内的基桩位置转移到工作模型上。

b. 基桩代型：基桩代型又称基桩复制器，用以配合转移杆，通过印模将黏膜上显露的基桩形态和位置转移到工作模型上。

（3）上部结构与基桩的连接如下：

a. 粘固固定连接：将上部结构粘接固定于基桩上的连接称为粘固固定连接。采用该连接方式的种植义齿称为基桩粘固型种植义齿（包括基桩内粘固种植义齿和基桩外粘固种植义齿），属于固定式种植义齿。

b. 螺丝固定连接：该类连接方式是采用修复螺丝将上部结构固定于基柱上。采用该连接方式者称为螺丝固定型种植义齿，又称可拆卸式种植义齿。在

Branemark 系统中，修复螺丝又称金合金螺丝；在杆卡式种植义齿中又称为顶盖螺丝。

c. 附着体式连接：包括栓道式、套筒冠式、杆卡式及球类附着体式连接。

d. 磁性固位连接：磁性固位连接是利用磁体形成的固位力将上部结构与基桩相连。该类连接一般是配合其他连接形式应用。

三、种植义齿的适用范围

种植义齿修复是口腔修复的一项新技术，是常规修复方式的补充，不能完全取代其他的传统修复方法。其成功的关键因素不仅涉及种植材料的性能、种植体设计的合理性、加工精度和人体生理机制的科学性，更重要的是取决于种植义齿适应性选择和治疗方案、措施的正确性。

种植手术的目的是为义齿修复提供支持和固位。随着医学技术的进步，除少数绝对禁忌证外，相对禁忌证在疾病治愈或控制后仍可接受种植手术。

（一）种植义齿修复的条件

1. 全身条件

全身健康是保证种植义齿成功的条件之一。全身的疾病将反映到口腔局部，从而影响手术的成功及种植体与组织的结合；患者因心理或生理因素，不能习惯戴用具有较大基托的可摘义齿，或者因基托刺激出现恶心或呕吐反应时，可采用种植义齿修复；有主观愿望和要求，自愿接受种植义齿修复并能按期复查和保持口腔卫生者，可考虑进行种植义齿修复；患者有条件定期多次地接受医生的追踪观察，以便医生能及时处理所遇到的问题，才能保证种植体与骨组织结合良好并达到预期效果。

2. 局部条件

患者牙列缺损以后，牙槽骨的吸收情况、残余牙槽嵴的形态、骨的质量、骨皮质与骨松质的比例、缺牙区颌骨的高度、宽度、厚度等，都是应考虑的局部因素。

（1）骨条件。应该考虑颌骨是否健康正常，有无外伤及手术引起的大面积缺损；有无颌骨肿瘤、囊肿、埋伏牙、阻生牙、牙源性炎症等。

（2）口腔黏膜。应检查缺损区口腔黏膜的健康状况，有无炎症、黏膜增生及系带的附着情况是否影响手术及修复等。

（3）余留牙状况。余留牙是否正常是直接影响种植义齿成功的因素之一，特别是缺牙区邻近的天然牙是否稳固，有无牙周疾病、龋坏及根尖周病变。

（4）咬合情况。余留牙的位置及排列关系到种植手术及修复技术。严重的错胎、紧咬胎将造成种植义齿修复困难及组织创伤，引起骨吸收，导致种植失败。

（5）口腔卫生。保持种植体周围软硬组织的清洁关系到种植义齿是否能长期与骨组织产生整合，达到功能状态下的稳定。种植体颈周可建立类似天然牙颈部的生物封闭区，也有对口腔内细菌侵入的防御能力。但种植体颈部周围牙龈的生物封闭作用要弱得多，因此保持口腔卫生是保证种植成功的重要条件之一，必须引起足够的重视。

（6）不良习惯。患者如有长期夜晚磨牙习惯，可造成种植体周围骨组织的创伤；如有舌运动的不良习惯，也会给种植义齿带来伤害。

（二）种植义齿的禁忌证

1.全身因素

（1）心血管疾病。冠心病，风心病，先心病等。

（2）血液疾病。血友病、贫血、再生障碍性贫血、白血病等。

（3）内分泌疾病。甲亢、糖尿病、类风湿等。泌尿系统疾病如肾炎等肾及尿道疾病。

（4）神经系统疾病。精神病、癫痫病等。

（5）代谢障碍性疾病。

（6）对钛金属过敏的患者。

（7）精神紧张不能与医生合作者。

2.局部因素

（1）牙龈、黏膜的疾病。扁平苔藓，复发性口炎，口腔白斑等牙龈、黏膜疾病对种植区软组织愈合有影响，应予以注意。

（2）牙周病。全口牙周变性、牙周萎缩的患者，其颌骨的质与量均不理想，种植修复后效果不佳。

（3）骨的质和量。骨质疏松，骨极度吸收后的剩余骨不足以支持种植体。

（4）颌骨的疾病。颌骨肿瘤、囊肿、血管瘤、骨髓炎、鼻旁窦炎等将严重影响种植手术及其预后。

（5）缺失牙区的距离。缺失牙的近远中距离太短，颌间距过小的患者也不适于选择种植义齿修复。缺牙间隙常规应不少于高10mm，宽不少于8mm。

（6）其他严重错胎、紧咬胎、夜磨牙症、偏侧咀嚼等不良咬合习惯的患者，因咬合不平衡或者咬合力过大，可能由于种植体周围骨组织的创伤而导致失败。

四、种植义齿的设计和制作

（一）牙种植体的植入和安装

1.牙种植体植入术的基本原则

（1）运用外科手术原则。牙种植体手术必须遵守无菌原则，手术要轻柔，手术创伤要最小化。

（2）防止二次伤害。手术应防止损坏颌骨的神经血管包，并避免在下颌管、上颌窦和鼻腔中插入钻头和种植体。另外，必须充分面对颌骨倒凹，以免刺穿侧骨壁。

（3）尽量减少钻孔造成的热损伤。大多数牙齿植入物需要穿刺，并且在手术过程中应使用大量生理盐水来降低温度。注水的方法包括中央注水和外围注水。前者的水是通过钻头喷洒的，这在设备设计上比较复杂。后者就像普通的牙钻一样，喷水头在牙钻上。

（4）注意与上部结构的关系。从种植牙的手术设计（包括种植体类型和数量的选择）到种植体的放置，应注意与上层结构的关系。

a.种植牙的植入位置：原则是促进咬合力的分散。

b.牙种植体的植入方向：应根据缺牙区域的牙槽形状，骨量和邻近牙齿状况综合考虑。例如，当植入上部外侧区域时，长钻杆的延伸部分应在缺牙切口的末端。将植入物插入下前牙时，钻针长轴的延长线应指向前牙舌隆突。植入上颌和下颌下牙时，长训练轴的细长轴应分别面向下磨牙的颊尖和上磨牙舌尖等。

2.术前准备

植入前的准备工作包括全身检查、局部检查、模板制作、植入物选择、植入物数目确定等。

（1）检查术前常规检查及治疗如下：

a.全身检查：在手术前，医生应了解患者的血压、脉搏、呼吸和心脏。应定期筛查肝、肾功能等的血象，以了解患者凝血的麻醉能力和功能，以免术后出血。

b.局部检查：定期检查口腔组织、器官和结构，例如颌骨和牙槽骨的大小和形状，以及与颌骨（胎）的关系、软组织状况，并定期通过 X 射线全景图像检查，通过牙片了解颌骨的结构和标记。

c.术前处理及治疗。术前治疗：对于影响植入手术或口腔修复效果的疾病，应事先进行治疗，植入物的修复方式应根据口腔内的情况而定。例如，牙齿和牙周疾病，应在植入前进行治疗；自体人工骨可以改善种植体区域骨量不足的情况。

（2）模板制作。模板（dental stent）用于准确地判断种植部位的骨量和骨质，掌握植入的位置与方向，并便于术者在术前根据患者的条件设计好上部结构。用于种植外科手术中的模板又称外科导板（surgical guide）。

（3）种植体的选择及其数目的确定如下：

a.按种植部位选择种植体：

第一，上颌前牙区：一般有足够的骨量。通常以螺旋种植体应用较多。

第二，上颌前磨牙区：有较多的骨量，特别是上颌第一前磨牙区，可选用骨内种植体作为中间种植基牙。但是该区的骨质较疏松，外侧骨板较薄，应选用较长较粗的骨内种植体。

第三，上颌磨牙区：离上颌窦较近，钻头或种植体容易误入上颌窦。可用上颌末端骨膜下种植体，以坚厚的腭部组织支持为好，也可在该区先用自体骨或人工骨垫高上颌窦底后，选用骨内种植体。

第四，下颌前牙区：多采用骨内种植体，极少的情况选用穿下颌骨种植体。

第五，下颌前磨牙区：若能避开颏孔，可选用骨内种植体，否则会伤及颌神经血管。

第六，下颌磨牙区：在该区种植可改善下颌游离缺失的可摘局部义齿的修复效果。若牙槽嵴顶为刀刃状，可选用叶状种植体；若牙槽嵴顶平坦且颊舌向较宽，可选用柱状骨内种植体。

b.按牙槽骨的萎缩情况选择种植体：Lewis等根据牙槽骨的萎缩情况对残余牙槽嵴进行的分类，可指导选择种植体。

c.种植体数目的确定：首先根据局部解剖结构和预定的修复要求，确定种植部位。除了垂直骨量不足的区域（如牙槽骨严重吸收的上颌窦区域或下颌后段），大多数区域均可采用螺旋种植体。对于无牙颌患者，若采用固定修复，种植体数目最少为4个，在解剖结构允许的情况下，以5个或6个为宜；若拟定以覆盖式种植义齿修复，种植体数目则可适当减少，种植体之间距离可稍大些。一般来说，种植体间距不小于3.5mm。

（二）种植义齿上部结构的设计

1.种植义齿的修复治疗原则

种植义齿的修复应基于生物力学原理，更具体的植入物被用作基台，以恢复缺失牙齿的形状和功能，有必要保护口腔组织和口腔中剩余牙齿的健康，并保持义齿的固位、支持和稳定性能，确保坚固耐用。修复过程必须严格遵循上述原则。

2. 种植义齿的上部结构设计

种植基牙是种植义齿的特殊结构，这使种植义齿成为义齿修复的特殊形式。除了遵循常规义齿设计的原理外，种植义齿还应考虑上部结构和下部结构的组合。

（1）对颌牙列对设计的影响。种植义齿可能具有不同的牙列，可能是种植义齿、全口义齿、可摘局部义齿、固定义齿或天然牙列，而种植义齿也可能是全颌种植义齿，单个或多个牙缺失的种植义齿。应针对具体情况做出具体的分析。

如果颌骨是天然牙列，则应注意保护种植体基台免受咬合创伤。如修复天然牙齿，要恢复天然牙列的弯曲和牙列突度；在中性区域和基桩附近尽可能布置人工牙齿。对颌是天然牙列时，将全牙列的种植义齿最好设计为可摘式种植义齿。如果在种植侧的支撑和固位条件非常好的情况下，也可以设计一个固定的种植概念。当上颌义齿是可移动的局部义齿时，植入物则可以是固定的植入物义齿，或者是覆盖有完整颌的植入物义齿。当上颌义齿是可植入基牙时，可以设计相同类型的基牙。

（2）种植基牙的保护。可摘式种植义齿的基牙数目较少，常常缺乏一定质量和足够数量的骨组织，或者是种植体的排列和位置不适合作固定式种植义齿的基牙。此时应该采取分散压力的方式，防止过载的措施保护基牙，如让种植基牙和牙槽嵴共同承担载荷，充分利用磨牙区牙槽嵴的支托作用，减小种植基牙受到的侧向力和扭力，缓冲龈组织倒凹等都是保护基牙的措施。设计固定式种植义齿时，由于基桩的可调改性极小，多个种植基牙时必须设计共同就位道。以减少上部结构戴入时受到的非轴向力，保护基牙。

（3）上部结构设计的选择。上部结构的设计涉及各种因素，如颌骨解剖的生理条件、种植体的类型、数目、部位、角度、颌间间隙等，应做综合评判，种植基牙的支持力、固位力及共同就位道的取得是选择固定式种植义齿上部结构最重要的指标。

固定式种植义齿的上部结构与固位方式密切相关，基桩外固位的固位体几乎都采用全冠固位形或者是支架，而可拆卸式种植义齿则采用金属支架和固位螺栓以便于清洗和修补。故在有较好条件和种植体系来源时，推荐多使用后者。

可摘式种植义齿的上部结构与附着体的形式相关。如杆卡结构的固位夹（rigid clip）或者分段固位卡，栓道结构的栓道，球状结构的圆筒，弹簧弹子结构的阴性部分，磁性固位的固定磁体，双重冠结构的外层冠固位体等。设计选择除受口内条件影响外，更多的受附着体来源的影响，也不排除医师和患者对某种附着体的偏爱倾向。

（4）设计中应该注意的问题。

a.胎力传导：种植义齿对胎力传导有较高的要求，良好的设计能够将胎力沿种植体长轴传导到种植体周围的骨组织，以尽量减小种植体承受的侧向力和扭力，有助于保护软、硬支持组织。

b.应力分散：骨性结合的种植体能够较好地传导应力。适当增加种植基牙的数目，或者采用减小胎力的各种措施，有利于应力分散。但骨性结合的种植体对冲击力缺乏缓冲作用，当胎力过大或者集中于某些部位时，容易对种植基牙造成不可恢复的创伤。故设计时应注意安装散压装置，或者在上部结构和基桩之间使用弹性连接，以加强种植义齿的缓冲作用。

c.咬合设计和咬合关系：种植义齿根据对颌牙列状态设计，适当的咬合、胎力的恢复应控制在适当的范围内。适当减小垂直向胎力，严格控制种植义齿承受的侧向力，可避免种植基牙受到损伤。

种植义齿应有良好的咬合关系，无咬合障碍。全颌可摘式种植义齿的前伸和侧方胎应为均匀的平衡接触，正中胎为稳定的尖窝接触关系；而固定种植义齿应为组牙功能胎或尖牙保护胎。

d.金属支架：有单端桥体部分时，支架的游离端受力情况类似单端固定桥，负重反应和屈矩反应均发生在末端种植基牙侧，有较大的杠杆作用发生。在固定式种植义齿中，对末端种植基牙的支持力和固位力的要求很高。金属支架在胎力的冲击下，有疲劳极限，设计金属支架时，除满足口腔环境对金属的生物学性能要求外，还应保证材料的力学性能，以确保种植义齿的使用期。

e.种植体颈周健康与设计：种植义齿的设计应有利于种植体颈部周围组织的健康。设计中应保护龈上皮形成的上皮附着，便于清洁和自洁。人工牙的釉面边缘应位于龈上 1.0 ~ 1.5mm，且龈面应光滑，以减少菌斑附着；固定式种植义齿人工牙的相邻间隙应该适当加大，以减少食物嵌塞。在前牙区由于美观和发音的原因，可设计可摘式龈垫或改良盖嵴式桥体。

（三）局部种植义齿上部结构的设计和制作

1.局部种植义齿上部结构的分类

设计局部种植义齿与固定义齿基本相似，修复成功与否和上部结构的设计有密切关系。设计中，可能单独使用种植基牙，也可能联合使用两种基牙，如何将颌力合理、有效地分配，防止种植基牙过载创伤，是修复设计的关键。

（1）单个牙缺失的种植义齿。单个前牙或者后牙缺失，若咬合关系及相邻牙的排列基本正常，可以设计为单个种植基牙支持的种植义齿。其基本形式类似核桩冠修复体，基桩经修磨后直接成为核桩或是在基桩上完成内层蜡型核冠，外冠通常采用烤瓷全冠修复，还可采用螺栓固位方式。

冠边缘应尽量不与龈组织接触。前牙唇侧因美观原因将边缘伸入龈下，并将其唇（颊）舌径适当缩小。基桩与种植体长度比例应该小于1：1。基桩上修复的烤瓷全冠要减小覆压，适当加大超压。

应注意：①基桩顶部与对颌牙的间距应保持1.5～2.0mm以上；基桩的胎龈距应该不少于4～5mm。②若基桩偏小或者略偏离牙弓，可先制作内层冠矫正轴向，然后再取模制作烤瓷冠修复。③应该适当减小基桩的聚合度，以增加固位力。

（2）局部固定种植义齿。固定式种植义齿的设计与固定义齿设计相类似，应与胎力的大小、桥体的长度、桥体的弧度相适应。多个种植基牙之间要有共同就位道，由于基桩轴向的可调整范围较小，只能对基桩做轻微磨削处理。基桩应有足够的高度，以满足固位力的要求。种植桥基固定桥的两端最好有天然牙毗邻，有助于胎力的传导和分散。桥体的胎面应该采取减轻载荷的措施，特别是降低牙尖斜度，以减少侧向力，防止过载创伤。种植基牙数目与缺牙间隙大小有密切关系，由于种植体的直径比天然牙根直径小（一般小于4mm），通常应尽量增加种植体的数目，利于支持和固位。

（3）种植基牙和天然基牙联合固定义齿。用于游离端种植桥基固定桥和中间种植桥基固定桥。以种植体和天然牙联合作基牙的固定式种植义齿在学术上尚有一定的争议，而临床上一直在应用这类设计。种植基牙和天然基牙是两类生物力学中性能不同的基牙，最大差异在于骨性结合界面和牙周膜。当种植基牙和天然基牙连接成为整体后，由于固定桥的支架作用，原动度较大的天然基牙和动度极小的种植基牙各自的生理运动丧失，替代的是固定桥较小的生理运动，两种基牙的骨界面的性质和结构不同，受力反应有较大的差异，给这种特殊的联合固定式种植义齿修复提出了新的研究课题。目前有关的研究方向是连接方式、种植体系统及修复材料的改进，以适应该类种植义齿的特殊需求。

a.游离端种植桥基固定桥：在游离缺失部位植入种植体后，把常规只能制作可摘局部义齿的病例改作固定式种植义齿修复。后牙游离缺失的区域是胎力最大的磨牙部位，如果单独用种植基牙支持上部结构，对种植基牙的支持力要求很高，对种植基牙数目和分布要求也很高，故临床有时联合使用与缺隙毗邻的天然牙作基牙，共同支持固定桥。

设计要求：①游离缺失牙数量较多时，应适当增加种植基牙数目。②固定桥的远端一般恢复到第一磨牙的远中部位，与对颌的第二磨牙略有接触。③降低牙尖斜度，防止侧向力对种植基牙的创伤。④避免使用松动的天然牙作基牙，以保护种植基牙。⑤跨度较大的桥与天然基牙采用半固定连接。

b.中间种植桥基固定桥：在较长的缺牙间隙中植入种植体作为中间基牙，能够将长固定桥改为复合固定桥，减轻了两端天然基牙的负荷。首先要注意中间种植基牙的位置、方向和角度；其次，桥体的载荷较大时，最好不要使用单个中间种植基牙；此外，中间种植基牙应该与天然基牙获得共同就位道，必要时可以采用内层冠的方法调整轴向关系。其桥架最好采用整体铸造的方法，以减小桥体的挠曲变形，使应力分布较为合理。

（4）可摘局部种植义齿。固定式义齿的种植是需要考虑很多方面的因素的，这其中就包括部位、数目和排列方式。种植基牙的固定力和支持力都显示出不足时，就可以设计成可摘局部种植义齿。其形式主要为局部的覆盖义齿，在临床上的应用就比较少。

2.局部种植义齿上部结构的制作要点

局部种植义齿上部结构的制作遵循义齿制作的一般原则，注重种植义齿的特殊性。在临床应用中，局部种植义齿以局部固定式种植义齿为主。其制作包括修复前的常规准备，制取印模和模型，记录咬合关系，制作金属支架，试戴支架并上架，完成上部结构及戴入上部结构。现将局部种植义齿的特殊制作要点叙述如下：

（1）转移种植基桩的位置关系：把种植基桩的位置、形态、方向从口内准确地转移到模型上，是上部结构制作的关键步骤，具体做法如下。

a.制取初印模：灌制石膏初模型印模，模型包括全部种植基牙及余留牙。

b. 制作全牙列的个别托盘：在初模型上用自凝塑料制作全牙列的个别托盘的胎方与种植基牙相对应的部位开窗，便于拆卸基桩。取模前应将专用的转移杆戴入种植体上。转移杆除模拟基桩外，还便于与印模材料嵌合。个别托盘底部开窗处盖上一层蜡片，蜡片正好覆盖转移杆上端的固定螺丝。

c. 制取终印模：灌制工作模型，用硅橡胶类印模材料制取终印模，去除托盘上覆盖的蜡片，卸下固定螺丝，取出印模，此时的印模带有转移杆。灌模前，将基桩代型用固定螺丝将基桩代型和转移杆连接在一起，以便灌模时让基桩代型底部埋入模型内。待模型硬化后松解转移杆内的固定螺丝，然后取出托盘，便得到了有基桩代型的工作模型。

制取印模和模型时保持基桩的位置的措施：①基桩代型的龈上段形态应该与内基桩完全一致，和转移杆高度吻合，而基桩代型的龈下段应有倒凹，以便固定于工作模内。②固定螺丝分别在口内固定基桩和转移杆，在口外固定基桩代型和转移杆时应该采用相同的紧固度。③选用的硅橡胶印模材料应该有足够的强度，不会因为脱出印模时移动或紧固固定螺丝引起转移杆位置的轻微变化。另外，个别托盘底部开窗处应稍高于转移杆的顶端，避免取模时托盘造成转移杆的轻微移动。

（2）金属支架的制作。

a. 基桩外固位设计：金属支架的设计和制作与常规固定义齿相似。种植基牙的固位体是全冠，金属支架由固位体、桥体和连接体组成，支架应留足1.5 ~ 2mm的瓷层空间；支架铸造后，在模型上试戴，必要时在口内试戴。如果基桩之间未能平行，且经调磨也无法取得共同就位道时，应做内层冠。为了兼顾颈部龈组织的健康和美观，基桩外固位体的唇颊侧应达龈缘，而舌腭侧应暴露种植体颈部，便于清洁。

b. 可拆卸式设计：该类设计是局部固定种植义齿的特殊类型。基桩上留有固位螺孔，金属支架的固位体上设计有固位孔，支架被动地放置在基桩上，用定螺丝固位。前牙固位孔的位置应该在舌侧，后牙固位孔的位置则在胎面中央或者稍有偏移，最好是在人工牙的中心的功能尖窝处。桥架预留烤瓷空间。可拆卸式种植义齿的制作难度较高。要求多个基桩相互平行，才能保证支架获得共同就位道。

c. 可拆卸和半固定联合设计：该类设计多用于种植基牙和天然基牙联合固定桥。种植基牙按可拆卸式设计、制作桥架的天然基牙端设计栓体，天然基牙上制作全冠或者嵌体，并设计栓道，供桥架的栓体插入，提供支持。制作时需先完成栓道，后设计栓体，最好能够使用成品精密附着体，以保证精度。

d.其他：其他的组合形式有冠外固位与可拆卸螺丝固位合并使用。其支架的制作方法基本相同。

（3）完成上部结构。金属支架经过试戴后，回到工作模型上，常规上瓷，完成烤瓷修复。后牙咬合设计为组牙功能咬合，前牙适当减小覆𬌗，𬌗力沿种植基牙长轴传导；桥体设计为改良盖嵴式；前牙固位孔留在舌侧金属上，不能影响咬合，后牙者留在牙面中央。

（四）全颌种植义齿上部结构的设计和制作

1.全颌种植义齿上部结构的种类

全颌种植义齿的上部结构由人工牙、金属支架、连接体组成。人工牙由全瓷或全塑材料制成，代替天然牙行使功能。金属支架由金钯合金、镍铬合金、钛合金等制成。连接体将人工牙与固位体连成整体，并依靠金属底层冠或螺丝固定在基柱上，使种植义齿的上部结构与下部结构连成一体。上部结构与基桩的连接方式有固定连接、固定可拆卸连接及可摘连接。根据其连接方式的不同将全颌种植义齿分为全颌固定式种植义齿及全颌覆盖式种植义齿。

（1）全颌固定式种植义齿。全颌固定种植义齿是由金属底层冠或螺丝直接将上部结构固定在基桩上。病人不能自行取戴。其上部结构由种植体单独或种植体与悬臂下黏膜共同支持。上部结构的龈端不与牙龈组织接触。此类种植义齿又分为基桩粘固型和螺丝固定型两类。

（2）全颌覆盖式种植义齿。全颌覆盖式种植义齿的上部结构直接覆盖在基桩。附着体及基托下组织上，利用种植体和基托下组织共同支持。患者可以自行摘戴上部结构。根据其固位形式不同分为双层冠附着式种植义齿、杆卡附着式种植义齿、球类附着式种植义齿及磁性固位式种植义齿。

2.全颌种植义齿上部结构的分类设计

（1）全颌固定式种植义齿如下：

a.金属支架设计：上部结构的金属支架是由与基桩相连的固位体及固位体之间的连接体和桥体组成。

第一，支架悬臂的设计：全颌固定式种植义齿包括不带悬臂及带悬臂的固定式种植义齿，前者是指末端种植体常位于上颌的结节处及下颌的后磨牙区，上部结构的远端无游离臂。带悬臂的全颌固定式种植义齿是指种植体分布在颌骨的前段，上部结构的远端存在游离臂。一般认为悬臂越短越好，最好不超过15～20mm。

第二，支架材料的选择：颌力在多个种植体上是否均匀分布取决于金属支架的材料。其材料刚度越高，支架的弹性模量越高，抵抗变形的能力越强，支架及种植体骨界面的应力分布越均匀；但刚度大的材料不利于应力的缓冲。因此在临床上应结合具体情况使用刚度适宜的上部修复材料。

第三，支架的适合性：支架的适合性在上部结构中极为重要，它不仅影响上部结构的固位和稳定，而且适合性差造成的应力集中，还可能导致过载并引起骨丧失。支架应与基桩达到"被动就位"。即不需施力即可使支架与基桩吻合。

b. 人工：AX 牙是位于金属支架游方及唇颊方，与支架共同构成桥体的部分，主要行使咀嚼、发音及美观等功能。当牙槽嵴条件及支架的生物力学相容性良好时，选用瓷牙，可适当增加咀嚼效率；当牙槽嵴低平，支架的生物力学相容性较差时，可选用塑料牙，以便对种植体起到应力保护作用，避免过载对种植体的损害。排牙时应尽量减少悬臂区的咬合接触，以保证人工胎面与对颌牙之间有足够的自由接触。当对颌为可摘义齿时，应将胎平面降低 0.1 mm，以形成低压状态，或减小咬合面、减少咬合接触点，或减径、减数等。

（2）全颌覆盖式种植义齿如下：

a. 种植义齿的支持组织：种植义齿的支持组织由颌骨条件、植入种植体的数目及部位所决定。若植入两枚种植体，种植义齿以基托下组织支持力为主，种植体起固位和辅助支持作用；若植入 3～4 枚种植体，种植义齿由种植体、附着体、基托下组织联合支持；植入 5～7 枚种植体则以种植体支持为上。

b. 附着体：附着体是覆盖式种植义齿的固位装置，它包括种植体基桩上的主属顶盖或帽状冠，基桩间的连接体及上部结构组织面相对应部位的配套固位装置。根据其结构、形式的不同可分为：①杆卡式附着体；②双套冠附着体；③球扣式附着体；④磁性固位附着体。根据其功能的不同可分为刚性附着体和弹性缓冲式附着体。

c. 人工牙：要求基本同全颌固定式种植义齿。

第三节 可摘局部义齿的设计

可摘局部义齿（removable partial denture，RPD）是牙列缺损的常规修复方法之一。它是利用天然牙和基托覆盖的黏膜、骨组织作支持，依靠义齿的固位体和基托固位，用人工牙恢复缺牙的形态和功能，患者能自行取戴的一种修复体。

牙列缺损修复治疗的基本原则是稳定牙弓和恢复其功能。通过可摘局部义齿修复，能够控制牙齿及其支持组织的位置，使它们能联合抵抗功能外力，避免牙齿倾斜移位，丧失邻接关系，引起食物嵌塞、牙周病变和咬合紊乱等，同时能发挥它们的最佳潜能。

可摘局部义齿能修复牙列和牙槽嵴任何部位的缺损，恢复失去的口腔生理功能，纠正因缺损造成的咬合紊乱，保护余留牙和牙槽骨的健康，以及预防和矫治颞下颌关节疾患和颜面畸形等。它具有适应证范围广，磨除牙体组织少，对基牙要求相对较低，具有便于清洗、易于修理、费用较低廉等特点，故被临床广泛采用，目前仍然是我国口腔修复的主要形式。其缺点是体积大，异物感明显，有时影响发音，且咀嚼功能不如固定义齿。

可摘局部义齿的适应范围较广，其适用为：

（1）双侧或单侧游离缺牙者。

（2）外伤、拔牙创伤未愈合或种植义齿修复前的过渡性修复。

（3）缺牙伴有牙槽骨、颌骨和软组织严重缺损者。

（4）需升高颌间距离以恢复面部垂直距离者。

（5）需固定松动牙，做可摘式牙周夹板者。

（6）腭裂患者需用腭护板封闭裂隙者。

（7）可摘式食物嵌塞防治器。

（8）缺牙数目多、基牙条件差等不适合固定义齿修复者；不能耐受或不接受固定修复时磨除牙体组织者；或主动要求可摘义齿修复者。

可摘局部义齿的非适应证为：

（1）基牙固位形态不佳者。

（2）生活不能自理或易将义齿误吞者。

（3）口腔黏膜溃疡经久不愈者。

（4）特殊职业对发音、固位要求较高者，如播音员、管乐吹奏员等。

一、可摘局部义齿的分类

可摘局部义齿的分类方法甚多，按其结构不同可分为支架式和基托式可摘局部义齿两种。

（一）支架式可摘局部义齿

又称为弓式可摘局部义齿，义齿各组成部分由金属杆如腭杆、舌杆等连结，义齿体积小，覆盖黏膜面积小，异物感较不明显，适用于基牙稳固、数目足够者。

（二）基托式可摘局部义齿

义齿各组成部分由基托连结，面积较大，义齿的胎力较分散，适用于缺牙较多，基牙健康状况差或基牙数目少者。

根据缺牙部位、义齿支持组织不同，又可将可摘局部义齿分为以下两种类型：

1.牙支持式义齿

两端基牙上均放置胎支托，义齿的胎力主要由余留天然牙承担。此类义齿如果设计得当，其支持形式实际上与固定义齿相似。适用于少数牙缺失，或缺牙间隙小，缺隙两端均有基牙，且基牙稳固者。此类义齿应使胎力作用于牙体长轴，以减少对基牙的损害。因此支托应尽量伸至基牙中间，或基牙两侧均放置胎支托。

2.延伸局部义齿

此类义齿的胎力由两种完全不同的组织——余留天然牙和黏膜共同承担。黏膜的作用本非承担胎力，其主要作用为覆盖牙槽骨和牙颈部，并为牙齿及其周围组织提供营养和机械保护。当义齿承受粘力时，黏膜处于非自然状态，压迫于基托与牙槽骨这两种硬组织之间，其血液供应受到影响。如果牙槽骨和牙周膜的营养供应不足，则骨质可能发生吸收和改变。

由于此类义齿由天然牙和黏膜共同支持，而黏膜支持部分的动度大于牙支持部分，因此可能产生不平衡的义齿运动，在义齿设计时必须充分考虑到这一点。这种运动的大小与下列因素有关：①支持的部位。②黏膜的种类和厚度。③义齿的适合度。④咬合因素。⑤患者对各种生物刺激的生理反应。

在设计此类义齿时，首先要考虑的是义齿的转动轴位置，它是由粘支托位置特别是最靠近缺牙区的粘支托位置所决定的。设计时必须考虑的最重要的义齿运动是义齿在行使功能时的运动而非脱位运动，因为前者可能使基牙和支持组织受到损伤。

二、可摘局部义齿的组成及其作用

可摘局部义齿由人工牙、基托、固位体和连接体等部件组成。根据部件所起的作用不同，可归纳为修复缺损、固位稳定和连接传力三部分。

（一）人工牙

AX 牙是义齿代替缺失牙建立咬合关系，恢复咀嚼功能和外形的部分。

1.人工牙的种类

（1）按制作材料不同分为：

a.塑料牙。形态、颜色美观，质轻、韧性好，与基托为化学连接，不易脱落、折裂，易磨改；其缺点是硬度较差，易磨损、变色，咀嚼效率稍差。

b.瓷牙。瓷牙硬度大，不易磨耗，咀嚼效率高，色泽好，不变色；但脆性大，易折裂，不易磨改。适用于缺牙间隙正常及牙槽嵴丰满，对颌牙健康、咀嚼力要求较高者。

c.金属颊（舌）面牙。硬度大，不易磨损、折裂，但较难磨改。适用于咬合紧，缺隙小者。

（2）按剖面形态不同分为：

a.解剖式牙。又称为有尖牙，牙尖斜度为33°或30°，与初萌出的天然牙相似。尖窝锁结关系好，咀嚼效率高，但侧向胎力大。

b.非解剖式牙。又称为无尖牙，牙尖斜度为0°，颊舌轴面与解剖式牙相似，胎面有溢出沟，咀嚼效率较差，但侧向胎力小，有利于保护牙槽嵴。

c.半解剖式牙。牙尖有一定的斜度，上下颌牙间有一定的尖窝锁结关系。

2.人工牙的选择

人工牙的选择包括颜色、形态、大小和种类等的选择，应根据患者的具体情况进行选择。

（1）人工前牙的选择原则如下：

①前牙应选颜色、形态、大小与同名牙或邻牙近似的人工牙。

②人工牙的形态应与脸部外形（包括凸形、凹形、直线形）相称，两者达到和谐、自然的美观效果。

③人工牙的颜色应与肤色、年龄等相协调。选色时要注意颜色的色调、明度、饱和度、透明度的四维特性。选色时应在自然光线下进行。还应注意天然牙的增

龄变化，如磨耗、明度降低、饱和度增加等，选牙时应将这些变化表达出来，以获得真实、自然的外观。

（2）人工后牙的选择原则如下：

①颊舌径。应比天然牙略小，以减小支持组织的负荷。

②长度。根据牙弓后部的间隙及前牙的唇面长度来选牙，使前后牙和谐一致。

③应选择硬度大、耐磨损的牙，如硬质塑料牙、瓷牙等。

（二）基托

基托（base plate）是义齿与承托区黏膜直接接触的部分。位于缺隙区的基托又称为鞍基。

1.基托的作用

（1）将义齿各部件连成一整体。

（2）承载人工牙，承担、传递和分散力。

（3）修复缺损的牙槽骨、颌骨和软组织。

（4）加强义齿的固位和稳定。

2.基托的种类

（1）塑料基托。质轻价廉，制作简便，易于修补和衬垫。但强度较差，易折断；温度传导差；异物感较明显。

（2）金属基托。强度大，不易折断；温度传导好；体积小且薄，异物感较小。但制作较复杂，需一定的设备，且较难修理和加补。

（3）金属塑料基托。在塑料基托中放置金属网，兼有金属和塑料的优点。

3.基托的要求

（1）基托的边缘伸展范围。应根据义齿的种类、缺牙的部位、牙槽嵴吸收程度、基牙健康状况及胎力大小等具体情况来决定。在保证义齿固位和稳定，不影响唇、颊、舌及软组织活动的原则下，基托应尽量缩小。

（2）基托的厚度。应厚薄均匀，塑料基托厚度一般约2mm，金属基托厚约0.5mm。

（3）基托与天然牙的关系。基托应与天然牙轴面的非倒凹区紧密接触，否则容易引起食物嵌塞。基托不应进入天然牙的倒凹区。

（4）基托与黏膜的关系。应密合以利于边缘封闭、义齿固位。龈缘区、硬区、骨隆突、系带等处应作缓冲以避免压迫组织产生疼痛或义齿形成支点而出现翘动。基托边缘应避开这些骨性结构，以保证其边缘封闭。

（5）基托外形。基托的磨光面应成凹面形，以利于义齿的固位。

（三）固位体

固位体是可摘局部义齿安放在基牙上的部分，它对舌面的接齿起固位、稳定和支持作用。

1.固位体的种类

按固位体的作用不同可分为直接固位体和间接固位体两种。

（1）直接固位体，用于防止义齿向胎方或与就位道相反的方向脱位的固位体。按其固位形式的不同分为冠外固位体和冠内固位体。

a.冠外固位体。包括卡环型固位体、套筒冠固位体和冠外附着体。

b.冠内固位体。最常见的为冠内附着体，属于精密附着体，常用的为栓道式附着体。精密附着型义齿被认为是较理想的修复体（见有关附着体内容章节）。

（2）间接固位体，用于辅助固位，加强义齿的稳定性，防止义齿翘动、摆动、旋转、下沉的固位体。

2.卡环

卡环（clasp）是最常用的冠外固位体，是直接卡抱于主要基牙使义齿得以固位的部件，起固位、稳定和支持作用。

卡环由卡环臂、卡环体和支托三部分组成：

①卡环臂。为卡环的游离部分，卡抱基牙。其末端弹性较好，称为卡环尖，位于基牙倒凹区，起固位作用；肩部弹性较差，位于基牙非倒凹区，起稳定作用。

②卡环体。为连接卡环臂、小连接体和胎支托的坚硬部分，位于基牙轴面角的非倒凹区，能防止义齿侧向移位，起稳定和支持作用。

③胎支托。包括后牙胎支托和前牙支托。

a.后牙脸支托：为卡环位于颊面的部分，有稳定、支持、传递胎力、恢复咬合及防止食物嵌塞的作用。胎支托应圆钝、光滑，位于光滑的、经高度抛光的釉质或修复体上。对于一些松动牙、移位牙，还可设计长胎支托或连续胎支托，胎支托越过两个或多个牙甚至整个牙弓，可以起到牙周夹板的稳定和松动牙的作用。

b.前牙支托：主要有切支托和尖牙支托。由于前牙舌面倾斜，无明显中央窝或边缘嵴，其支托预备较为困难。应注意支托必须与牙体长轴垂直，切忌支托置于倾斜的舌面上，否则会带来如下损害：①引起基牙向前移位。②牙槽骨及支持组织的破坏。③使修复体与基牙间出现缝隙。④可能引起咬合紊乱。

切支托：位于切牙的切缘上。理想的切支托要求如下：①位置从切缘伸向唇面，以防支托滑脱及牙齿移位。②应恢复切缘的解剖形态。③固定松动前牙。切支托主要用于下前牙，多用于老年人前牙切缘磨损需修复者，兼具有牙周夹板的作用。其缺点为美观效果较差，对基牙杠杆作用较大。

c.尖牙支托：位于尖牙舌隆凸上。理想的尖牙支托窝要求如下：①中央比周围较深。②呈半圆型，圆钝而无尖锐边角。③易于印模和便于清洁。④无倒凹。⑤尽量靠近龈缘和牙槽骨，以减少杠杆作用。⑥不妨碍咬合。⑦用于游离端缺失时应与牙槽嵴在同一条弧线上。

尖牙支托窝的制作方法：①直接在尖牙舌隆凸上放置，要求有明显的舌隆凸。②先用 3/4 冠或嵌体修复尖牙外形，并留出支托凹位置。

3.卡环与观测线的关系

（1）观测器。是一种用来测定基牙倒凹、确定义齿就位道的仪器。由分析杆、支架和观测台三部分组成。分析杆能垂直升降，上端固定在横臂上，下端有测绘用的笔芯，可在基牙各个轴面转动、画线。观测台用来固定模型，可作前后、左右等不同方向和角度的倾斜。

（2）观测线。把模型固定在观测台上，将观测台作一定角度的观测线。

4.卡环的种类

卡环的种类繁多，分类方法不一。按与观测线的关系分为Ⅰ型卡环、Ⅱ型卡环和ⅠE型卡环；按卡环的数目分为单臂卡环、双臂卡环和三臂卡环等；按制作方法不同卡环又可分为铸造卡和锻丝卡环。

（1）铸造卡环。包括圆环型卡环和杆形卡环。

a.圆环型卡环：卡环包绕基牙 3 个或 4 个轴面，达牙冠的 3/4 以上。卡环臂尖从面向方进入倒凹区，卡环固位臂伸入倒凹区呈拉型固位，故又称为拉型卡环（pull type clasp）。此类卡环具有良好的固位、稳定、支持作用，适用于健康、牙冠外形好的基牙。

常用的圆环型卡环有：①三臂卡环：由颊、舌臂和胎支托组成，固位、稳定、支持作用均好，最为常用。②圈型卡环：多用于远中孤立的、向近中颊侧倾斜的上颌磨牙和向近中舌侧倾斜的下颌磨牙。此种卡环可设计近、远中两个胎支托。③回力卡环：常用于后牙游离端缺失者的双尖卡环牙或尖牙，其胎支托不与基托相连接，胎力通过人工牙和基托传到黏膜及颌骨上，从而减轻了基牙的负担，有应力中断的作用。④对半卡环：用于前后都有缺隙、孤立的双尖牙或磨牙。它由颊舌两臂和近远中胎支托组成。⑤联合卡环适用于单侧缺牙，基牙牙冠短而稳固者，还有恢复咬合和防止食物嵌塞的作用。⑥延伸卡环：用于松动或牙冠外形差的基牙，将圈型卡环臂延伸至邻近牙齿的倒凹区以获得固位和夹板作用。

b. 杆形卡环：卡环臂尖，其固位作用是由下而上呈推型固位，故又称为推型卡环。用于基牙倒凹区位于近缺隙侧，有一定的前庭沟深度，唇、颊侧软组织倒凹不大者。此类卡环的特点是：与基牙接触面积小，弹性好，对基牙损伤小，美观、固位作用好，但稳定作用较差。常用的杆式卡环有：I型卡环、T型卡环、U型卡环、L型卡环、C型卡环等。①I型卡环：是典型的杆形卡环。固位臂呈"I"形，隐蔽、暴露的金属较少，美观，与基牙接触面积较小，对基牙损伤较小，固位力较好。②T型卡环（T-type clasp）：是变异的杆形卡环。

（2）锻丝卡环由成品钢丝弯制而成，弹性好，价廉，易于调改修理，但它与基牙的密合性较差，设计不如铸造卡环灵活多样。常用的锻丝卡环有：①单臂卡环（one arm clasp）：只有一个卡环臂，位于基牙的唇、颊面，其末端弹性较大的部分进入倒凹区起固位作用，舌、腭侧则用基托对抗。卡环通过两牙的胎外展隙时，卡环支持在其邻接点上，可起到支持作用。②双臂卡环（two arms clasp）：有颊、舌两个卡环臂，无胎支托，有固远中邻面板位，但无支持作用，用于基牙松动或咬合紧而难以获得胎支托凹位置者。③三臂卡环（three arms clasp）：由颊、舌两个卡环臂和胎支托组成，有固位、支持作用。

（3）卡环的组合应用。

a. RPI卡环（rest guiding plate I bar）：由近中胎支托、邻面板、I杆三部分组成，用于远中游离缺失。RPI卡环的优点是：义齿下沉时，I杆、邻面板下移，减小了对基牙的扭力；以近中支托的小连接体和邻面板为对抗臂，保持了基牙的生理外形，患者感觉舒适；I杆美观，不易致龋；近中胎支托对基牙的扭力小；固位、稳定作用可靠。

b. RPA卡环（rest guiding plate a.er bar）：由近中胎支托、邻面板、圆环型卡环三部分组成。以圆环型卡环的固位臂代替I杆，其优点与RPI卡环相同，且克服了RPI卡环的某些不足，当口腔前庭深度不足，或基牙下存在软组织倒凹，或观测线接近颈缘时，均不适用于使用I杆，但可用RPA卡环。

c. 铸造卡环与锻丝卡环的联合应用：铸造卡环与锻丝卡环各有优缺点，临床上常将两者联合应用，充分发挥各自的优势。如当基牙的颊面是一型观测线，而舌面是二型观测线时，可在颊侧设计铸造的一型固位臂，在舌侧设计锻丝的二型固位对抗臂。

三、可摘局部义齿的稳定性设计

义齿的稳定是指义齿在行使功能时无翘起、下沉、摆动、旋转等现象。义齿的稳定性与义齿的良好固位密切相关。

（一）稳定性设计原理

（1）按对角线二等分原理设计间接固位体：在支点线二等分处，作垂直于支点线的垂线，在此垂线所通过的牙上放置间接固位体。

（2）按三角形原理设计间接固位体。

（3）按四角形原理设计间接固位体。

（4）使固位体连线的中心与义齿的中心重叠。

（二）义齿不稳定的形式

（1）下沉性不稳定：义齿均匀下沉，出现在无支持式义齿。对基牙和支持组织的影响较小。

（2）转动性不稳定：义齿在天然牙或支持组织上有支点或转动轴，或义齿存在游离端时出现。转动性不稳定使基牙和支持组织承受较大的侧向力，且组织受力不均匀，从而可能使基牙和支持组织受到损伤。

（三）转动性不稳定的消除方法

（1）设计对抗平衡固位体：增加设置固位体以对抗义齿沿支点线旋转。

（2）增加平衡距：在支点线的前端或对侧设置间接固位体，使平衡距大于胎力距。

（3）消除支点：义齿的转动性不稳定是由于天然牙或支持组织上有支点，消除支点后，义齿的不稳定即可消除。

（四）各种义齿不稳定的处理方法

（1）翘起：增加间接固位体；利用制锁角的抗衡作用；利用邻面板加强稳定性。

（2）下沉：增加平衡基牙，加大平衡距，减小游离距；加大基托面积；采用功能印模；消除支点或使支点前移。

（3）摆动：在支点的对侧增设固位体；减小牙尖斜度以减小侧向力；加大基托面积。

（4）旋转：减小游离距；利用制锁角的抗衡作用；增宽胎支托。

第四章　口腔修复临床常见并发症及护理工作

第一节　口腔修复并发症的表现

一、口腔修复并发症的表现

（一）口腔修复并发症的含义

当各类修复体在口腔中行使功能之初或长期使用之后出现口腔硬、软组织的各种症状，如修复效果不佳或修复体本身出现了问题，这些统称为并发症（complication）。

（二）口腔修复并发症的表现

口腔修复治疗的主要并发症有：①疼痛：基牙疼痛、软组织疼痛、牙过敏疼痛；②龈炎；③食物嵌塞；④固位不良；⑤修复体损坏折断、磨损；⑥变色或其他美观不足问题等。

二、口腔修复并发症的原因分析

（一）修复体制作前设计的不严密

采用什么样的修复体设计来满足患者口腔缺牙的修复，是体现牙科医生的水平标志，也是衡量一个口腔医院水平的依据。正确的设计能使修复体用人工材料按工程技术的原理、方法设计制作而成并应用机体，在人体上行使生理功能，满足患者生理、心理的需要，使之成为患者身上的一个人工器官。要满足以上要求，就需要口腔修复医生必须掌握医学基础知识、临床各科知识以及口腔专科的基础和临床知识，结合物理、化学、力学、材料和工艺等学科的知识，并应用美学原理来提高其美学效果，用高科技成果将工程技术与生命科学融为一体。造成修复体制作前设计不严密现象的发生，主要由于医生思想麻痹，不重视，不学习及医院设备条件差，从而导致局部可摘义齿设计较少出现 PRI、PRA、套筒冠、栓道栓体等各类精密附着体设计的修复体，使得修复体不符合生物力学原则和机械力学原则。另外患者的不重视，追求近期解决吃饭困难问题，也使得各类修复体的不良问题层出不穷。

（二）修复体制作过程中的失误

修复体制作应严格按照医师的设计进行，如果设计不严密，就谈不到获得优质的修复体；但如果设计合理，技师如不按设计制作，往往会出现较多并发症。同时，如果技师在技工操作过程中不认真、不用脑，遇到问题不能随机处理，加之没有选择性能好的牙科材料制作义齿，这些都是造成修复体并发症出现的原因。

（三）义齿初戴工作粗糙，医嘱不清

义齿初戴时，要仔细进行戴牙前的检查。义齿戴入后要做许多方面的仔细检查，包括固定与稳定、粘位关系、基托伸展情况等。义齿戴合适后，应教会患者取戴义齿，要给患者认真仔细地交代戴牙须知，否则，就容易导致修复体并发症的出现。

（四）医技人员审美素养较差，医患审美沟通不够

现代人们对审美的要求有着更高的要求，正是由于每个人的审美观念和兴趣不太一样，医护人员在为患者修复之前，应该与患者事先进行审美方面的沟通，在不违背科学认知的前提下，尽可能地满足患者本人的意见和诉求，这就要求每一件用于修复的修复体都能在保证修复质量的前提下，达到审美的要求和效果，让每一件修复体都能让医生和患者满意。这种情况下，就给医学技术人员提出了非常高的要求，首先他们需要加强自身的职业素养，并且要不断提高自己的审美能力和创造力；其次还要不断提高自身的医学技术水平，只有这样才能不断满足患者对审美的要求，也才能保证审美修复的质量和水平。

第二节　口腔修复体并发症的预防与处理

一个经过正确诊断、合理设计、精心制备牙体、合理选用材料、正确加工制作、符合生理及生物力学要求并完成试戴及黏固的成功牙体缺损修复体，不仅能恢复患牙的形态与功能、预防疾病的发生，而且经久耐用，能较长时间保持牙列的完整和口腔健康。但是，如果设计或制作不当，修复体黏固后会出现一些问题，就需要进行适当处理或拆除重做。

一、疼痛

（一）过敏性疼痛

活髓牙的牙体组织经过切割与磨除手术后，遇冷、遇热会出现牙本质过敏现象。当修复体黏固后，由于黏固剂是温度的不良导体，因而过敏症状就会减轻或消失。当修复体黏固后过敏症状仍不消失，甚至长时间持续疼痛，其原因大多在于制备牙体时切除牙体组织过多、损伤大，或切割过程中及术后未采取适当保护措施，加之消毒药物的刺激，反复戴冠的机械刺激，以及黏固剂过稀，游离酸根太多，使牙髓处于充血的激惹状态。若短期内症状不消失，可能发展为牙髓炎。一旦发展为牙髓炎，就需除去修复体，进行牙髓治疗，再重做修复体。

如果是在修复体使用了一段时间之后才出现牙齿遇到冷、热刺激后的阵痛感的话，就可能是两种原因造成的。首先就是继发龋的原因，其次就是牙龈萎缩后引起的颈部磨损和脱落。继发龋的发生原因就是在做牙齿修复之前并没有将腐质进行清除和修理，这种不彻底的消毒和处理，就会导致修复体的边缘不能与牙齿很好地贴合上，就可能导致安置的修复体发生脱落和破裂。一旦出现这种情况，就应该及时取下修复体，然后再针对具体情况做出合适的处理。例如，可以对需要消除腐质的地方进行消炎和阵痛处理，等到修复体回复到平稳状态后，再重做修复体。如果情况再稍微严重一些的话，可能会对牙髓产生损伤，这样的话就需要重做修复体，然后再进行相应的治疗和安装。但是，如果只是牙齿松动造成的过敏性的阵痛，就需要先找到痛症的原因，然后再对症治疗。

在进行上述症状修复和检查时，还要多注意相邻的牙有无出现过敏、缺损和牙髓的病变，如果发现了就应该及时进行纠正和治疗，以免耽误了最佳的治疗时间，造成严重的后果。

（二）自发性疼痛

自发性疼痛有多种情况。

修复体黏固后近期内出现的自发性疼痛，多因牙髓受刺激由充血发展为牙髓炎，慢性牙髓炎的急性发展或创伤粘造成的急性牙周炎以及根尖周炎等所致。

修复体使用一段时间后才出现的自发性疼痛，其常见原因为：修复体松动、穿孔或边缘不密合造成继发龋而发展为牙髓炎；龋坏组织未去净而发展为牙髓炎；根管治疗不彻底而造成急性根尖周炎；创伤粘造成的急性牙周炎等。

由牙髓炎引起的自发性疼痛，应先做牙髓治疗。牙周炎或根尖周炎引起的自发性疼痛，可根据患牙的松动度、牙周的破坏程度、临床症状及X线片等综合考虑，再决定患牙能否保留。能保留的需先做牙周治疗，治疗结束后，根据情况再考虑重新修复。若不能保留患牙，则应在控制急性炎症后拔除。由𬌗创伤引起的自发性疼痛，应仔细调𬌗并做牙周治疗。

（三）咬合痛

修复体黏固后，于使用初期出现患牙或对𬌗牙咬合痛。这多半是由于修复体有高点存在所导致的创伤性𬌗。只要经过仔细调𬌗，症状很快就会消失。若不是咬合过高，不能通过调𬌗来处理，则需拆除修复体，重新制备牙体，重做修复体。

若修复体使用一段时间后才出现咬合痛，应考虑是否由于创伤𬌗造成的根尖周炎或牙周炎。要仔细检查，分析原因，确诊后酌情处理或调𬌗，或做牙周治疗，或做牙髓治疗。除考虑创伤𬌗因素外，咬合痛还可能因根管治疗不彻底、根管壁有侧穿、牙根折裂而引起。应根据具体情况结合临床X线检查，决定是否拔除患牙或取下修复体做治疗以及调𬌗和牙周处理。若根管治疗完善，桩冠也稳固完好，仅根尖区有病变，可保留桩冠做根尖刮治或根尖切除术。

二、龈炎

修复体黏固后有时会出现龈炎。其表现为龈组织出现红肿，易出血，疼痛。引起龈炎的原因如下。

（一）食物嵌塞

食物嵌塞在牙缝中会引起牙齿的腐坏，所以要及时做清理。食物的嵌塞和滞留会对牙修复体产生一定的化学性和细菌性的刺激，这些刺激和损伤都会对牙齿造成损害，时间不长就会产生各种牙病，导致牙齿发炎、肿胀、疼痛难忍。

食物嵌塞的原因是多种多样的，大致包含以下三种：首先是修复体与相邻牙齿之间留有的缝隙过大或者过小，很容易使食物嵌塞在里面；其次是修复体本身的外形及外展缝隙形状的修复不恰当，使得缝隙过大，这也会导致食物存留下来。再次是𬌗面的形态不合适，这会导致修复体的牙尖过于高，使得牙齿在进行食物咀嚼的过程中，导致食物进出不畅，导致食物存留在牙齿表面上；最后是修复体表面的牙龈边沿不够紧密，会有一些牙齿的突出。

综上来看，导致食物滞留的原因大致分为两种，一是牙齿之间的缝隙过于大或者不切合；第二种是修复体的牙面沟痕过浅和牙尖过于突出导致的食物积留。

如果是由于邻接不好或者牙齿缝隙过大导致的食物滞留，就可以对牙齿修复体进行拆除，然后重新进行整理和安置。如果是第二种原因导致的食物滞留，就可以通过牙齿修复体打磨的方式，使修复体回归到正常的形态。但是我们需要注意的是，任何修复体的安置都不是一劳永逸的，在每日的使用过程中，修复体会受到各种力的作用，导致其本身发生移动和变形，这时候就会使修复体与邻牙的关系发生改变，也会产生牙位移，所以就需要患者定期进行复查，保证修复体的正常使用。如果发现问题，要及时对修复体进行整治和完善。

（二）修复体边缘不正确

修复体龈边缘过长，边缘不密合，有悬突或边缘粗糙及抛光不够，都会直接刺激龈组织产生炎症。龈边缘过短也会造成食物滞留于修复体龈边缘与龈组织之间，刺激龈组织而产生炎症。如果龈炎经过消炎治疗并且尽可能减少致病因素后仍不见好转，那么，就应拆除修复体重做。

（三）修复体轴面外形不正确

如果修复体的表面突度不能得到及时的修复和打磨，那么牙龈组织就得不到正常的生理按摩，就会在咀嚼食物的过程中发生创伤和损伤，时间一长，就会产生牙龈炎症。因此，如果发现修复体的外形与自己的牙口不符合，就要及时到医院进行治疗，防止对其他牙齿或者牙龈产生影响。如果修复体不能进行很好的处理，那么就要拆除不合适的修复体，再安置合适的修复体。

三、修复体松动、脱落、穿孔或破裂

修复体产生松动、脱落的原因可能是修复体固位不足，修复体与牙体不密合，黏力过大，有创伤黏，侧向黏力过大以及黏固材料不当或黏固方法不当造成黏固剂溶解、折断。修复体穿孔、破裂多由于修复体太薄，给力过大，黏力过于集中，外伤及调磨过多所致。修复体一旦出现松动、穿孔及破裂，应认真分析原因，对症及时处理。如因黏固剂材料性能不佳和黏固方法不当造成折断、溶解而松动，但未损害牙体健康者，可重新选择最佳黏固剂进行黏固；因创伤黏引起的松动，可经调黏后再黏固；因牙体制备不当造成固位力不足，应重新设计固位形，重做修复体；若修复体与牙体不密合，应重做修复体；如果松动、穿孔、破裂后的牙体发生继发龋或牙髓炎，应进行相应治疗后再重新修复。

桩冠修复体发生冠部折断。原因是冠桩过细或材料的机械性能差，如铸造冠桩的金属内部有缺陷等。如果冠桩能从根管中取出，可取出分析原因后重做；若不能取出，则可保留冠桩在根管内做覆盖义齿修复。桩冠发生松动脱落，其原因是粘力过大、有早接触点、深覆𬌗、冠桩与根管不密合或冠桩过短、过细。应仔细分析原因后调𬌗，重新制备根管、冠桩，重做修复体。对深覆𬌗患者，应采用铸造基底舌面板形式的冠桩。

桩冠的塑料牙面与冠桩脱落的原因是两者间的固位力不够或粘力过大。例如，冠桩的根外部过于偏向舌侧，使冠部舌侧的塑料过薄，受力时发生折裂或牙面脱落。若冠桩稳固，不易取出，可适当修改根外段的形态，增加固位孔或倒凹，再重新黏固牙面。

烤瓷冠破裂的处理。局部破裂、折断，可用氢氟酸溶液酸蚀断面 1 ~ 2min，冲洗吹干后于口内用光固化树脂恢复外形，也可在瓷层上做固位洞型，用光固化树脂充填。大范围的缺损，应拆除修复体重做。

四、塑料冠的变色磨损

塑料材质的修复体本身在长期的使用过程中就会产生磨损和变色。例如，塑料牙面或者塑料全冠在使用了一段时间之后，塑料的质量就没有以前那么好了，塑料老化是正常的现象，这个过程中，塑料体会发生色变，颜色会由之前的白色变为灰暗色甚至是褐色，影响了使用美观。另外，塑料本身的强度也是不够的，所以会呈现一定程度的磨损。如果刷牙方式不恰当或者牙刷的刷毛过硬的话，就会使牙体表面出现横纹。一旦出现上面的情况，就应该重新去医院更换牙面或者重新更换修复体。

五、修复体的拆除

修复体松动或出现不可补救的破损以及其他较严重的问题，必须把修复体拆除后重做。拆除修复体一般都是切破修复体后取下，在条件许可时也可完整取出。

（一）利用去冠器拆除

用去冠器的工作头钩住修复体的边缘，找好支点，顺就位道的相反方向，用去冠器柄上的滑动锤冲击末端，利用冲击力将残留的黏固剂震碎，破坏其封闭，使修复体松动后取下。使用时应注意力量的大小及方向，并观察患者的反应。用力不宜过猛过大，以防牙周膜损伤，牙冠折断。还要选好支点，防止去冠器滑脱而损伤软组织。当修复体快脱位时，用手指夹住修复体，防止冠脱落后误吞或落入气管，造成意外事故。

（二）破切修复体拆除

固位较好的修复体，难以用去冠器取下，需将修复体切破后拆除。

取金属冠时，选用大小合适的刀刃状磨石或旧金刚石柱形车针，沿修复体的颊舌侧近中轴面角处磨一切口（前牙可在舌侧），切口需深达黏固剂表面，但不能伤及患牙牙体组织。然后用小凿子沿切口将冠撬开，此时必须用手指扶住凿子的尖端，避免其滑脱而损伤软组织。再用去冠器工作头钩住冠的边缘，顺长轴方向轻轻锤打、冲击，取下金属冠。锤造冠可用破冠钳破冠，但应注意力量和方向。

取嵌体时，可用切断、磨除和撬松相结合的方法进行。嵌体与牙体较密合者，用去冠器及小凿子很难找到着力点，且锤打时易造成牙折，故可用刀边石或车针在拾缘处或嵌体边缘磨出一裂缝，使嵌体和洞壁分离，再用小凿子将嵌体从洞中撬出。如果有继发龋，可从龋患处开口，磨出缝隙，将嵌体取下。

第三节　口腔修复临床的感染控制

一、口腔修复临床交叉感染及传播方式

交叉感染是指感染物在临床环境中病人与医师之间的传播。传播方式有人与人的直接接触、通过污染物的间接传播及空气传播（气溶胶）。

人与人之间的传播需要以下三个条件：①感染源，通常为首发病例。②感染载体，如血液、唾液、血液和唾液污染的器械、组织残片及医务人员的手。③传播途径，如吸入或接种。

口腔临床中，感染来源为：①有感染性疾病的病人。②一些感染性疾病前驱期的患者。③致病菌的健康带菌者。

患急性感染的病人很少在口腔科治疗牙齿，因此，最可能的感染源为处于感染前期的就诊病人。虽然病人看似健康，但其唾液和血液具有传染性。麻疹、流行性腮腺炎及水痘等病毒感染可以此方式传播。

某些致病菌的健康带菌者有传播疾病的可能，可分为恢复期和无症状的带菌者。前者病人有急性期，恢复了，但其血液及分泌液可成为感染的持续来源。后者，即无症状带菌者，既往没有感染史，往往未意识到有亚临床感染，然而其唾液及血液中带有微生物。乙型肝炎就是典型的例子，病人可有或无症状，治疗中可能面对的是恢复期或无症状的乙型肝炎病毒携带者。应当牢记恢复期带菌者可

从既往史中诊断，而无症状带菌者则较难早期诊断。有人估计在英国，牙科治疗中每天有 400 例乙肝病毒携带者被当成健康人治疗。在美国，牙医如果每天治疗 20 个病人的话，每 7 个工作日就有 1 个乙肝病毒携带者。我国尚未做该方面的统计。因此，应当强调对所有病人的普遍性隔离预防的原则。

口腔治疗中的感染传播途径为：①与带有分泌物或血液的组织直接接触，如拔牙时未戴手套，手指不慎割破。②污染物的微滴。③通过未彻底消毒的污染锐器边缘。

口腔交叉感染最主要的途径为锐器误伤的破损的皮肤及黏膜，或皮肤的擦伤，切口的直接接种。梅毒、乙型肝炎等疾病可通过切口的直接接触传染，已有足够证据表明乙型肝炎可由病人传染给牙医。疱疹性甲沟炎在不戴手套的牙医中并非少见，其感染途径正是如此。

就职业与交叉感染的危险性而言，很明显口腔洁治员（dental hygienist）由于经常在出血的牙龈区工作及与病人的密切接触而最有吸入或接种病毒的危险。牙外科助手及配合护士的危险性较小，但是，也有锐器外伤或在高速器械环境中工作、未很好排气通风时吸入感染气雾的危险，特别是没戴口罩时。实验室技术员危险性最小。然而，所有送到实验室的物品必须尽可能地消毒。

二、对患者的评估及口腔医务人员的防护

（一）对患者的评估

口腔医护人员在对病人进行口腔治疗之前，要详细询问患者的病史，这种询问对后期的实际治疗有很大的作用，而且也能帮助医生避免产生与口腔临床治疗相冲突的事件发生。有人曾经说过，预防交叉感染的最好方法就是首先预设每一位口腔疾病患者都是细菌感染源，然后采取最为有效的方式防止交叉感染的发生。现在多数医生也愿意花时间和精力去关心病人的病史。一个良好的治疗设计应具备良好的病史评价和判断。病史的表格不要太复杂，但是必须包含一些重要的信息。问诊必须与病人本人进行直接的讨论。在进行病史采集的时候，医生应该确定病人有无传染病史，对于及其特殊的情况更是要进行治疗情况和不明原因的详细询问。问诊的环境必需要足够保密和安静，这样做是为了保护病人自己的隐私，也有利于病人更好地阐述自己的病情。

对有些口腔科医生来讲，病人如果有 HBV 或 HIV 的接触史会形成问题。但须记住的是，由于有"普遍性隔离预防"的观点，即使所有病人为 HBV、HCV

或 HIV 等病原的感染者,口腔处理不会因病人有无 HBV、HCV 或 HIV 病史而改变。如果医生认为进行血液检查对病人的全面口腔治疗有帮助,可转给内科医生检查。

HIV 感染者往往无重要的口腔表现,对其血清检测只是为医生作参考。HIV 感染的血清检测会有助于确定可能的口腔表现及是否有经常进行口腔检查的必要。但口腔控制感染的治疗措施不应由 HIV 试验的结果而决定。HIV 的检测应根据当地规定进行,并与内科医生协商。

(二)口腔医务人员的防护

1. 个人卫生

对直接或间接与病人接触的医院所有职工均应一丝不苟地注意个人卫生,严格遵守卫生制度,这将大大降低牙科临床的交叉感染。

医生在治疗中应尽量避免接触与治疗无关的区域。特别是避免接触眼、耳、鼻、口及头发。手指的擦伤及伤口是致病微生物侵入的通道,因此,在有皮肤伤口时应包扎起来及戴手套。不应搔抓痛区、丘疹及糜烂区。

皮肤上有许多常驻菌及暂住菌。如手的皮肤上能分离出表皮葡萄球菌及微球菌。早在 100 年前,Semmeleweis 及 lister 两位科学家就已经指出手是致病微生物的来源之一,而至今,有些临床医师仍未引起重视。

手上的致病菌可来自病人的血液、唾液及牙菌斑的污染,继而这些微生物或者通过皮肤的皮损进入医生体内,或者会污染灭菌的医疗器械及表面环境。指甲内最容易残留血液及微生物。

为了将手上的细菌减少到可接受水平,医生在治疗每一病人前后均应用抗菌液洗手,然后戴手套。在洗手时还应注意以下问题:

(1)在选择抗菌洗手液时应考虑到皮肤的敏感性及过敏问题。

(2)在每天工作开始应彻底洗手。

(3)不应戴首饰及留长指甲。

(4)清洁指甲下的污垢。

(5)选择较好的洗手方法,特别应注意拇指及指尖处。

(6)用冷水冲洗。

(7)用一次性纸巾擦干。

(8)待手完全干燥后才能戴手套。

(9)要注意皮肤完好无损。

此外，有学者建议口腔手术前的洗手程序如下：

在每天工作开始时，应注意摘掉所有首饰（戒指），检查手指甲、手有无小的割伤及擦伤；用塑料或木质签清洁指甲；用灭菌的刷子或蘸消毒液的纱布擦手、指甲及前臂；然后用冷的自来水冲洗 10s；继续用抗菌液洗手及前臂10s。如此重复两次，冲洗后用纸巾擦干手及前臂。

如不做口腔手术，也应在治疗每一病人之前，认真用抗菌液洗手及前臂10s，冷水冲洗 10s，如此重复两次，干燥方法同上。

在做口腔外科手术前，应同样清洁指甲，摘下戒指，用灭菌刷或海棉蘸消毒液擦洗手及前臂 7min，如此重复数次；然后用微温的自来水冲洗，注意先洗指甲，后洗前臂，并使手上举高于肘部，用灭菌毛巾干燥；用无菌的方法戴手套，不能污染手套外面，检查有无手套上的微洞存在。

2. 衣着

所有医务人员均应穿着清洁的工作服。美国牙医学会（ADA）及美国疾病控制中心（CDC）建议应每天换工作服，如果有可见的污染应及时更换。

可清洗的衣服应在合适的洗衣机中先冷洗，再 80℃热洗；有可能交叉感染的衣物应分开处理。工作服只能在诊室穿着，不能在食堂、电梯和大厅中穿着。

3. 保护屏障

多加注意对细菌的防治和隔离，减少病菌的携带量。日常生活中就要注意个人卫生，在一定程度上对病菌进行隔离。为了进一步减少病菌在医生和病人之间的传播，因此医生在诊治的过程中，要做好一些预防措施和保护手段，如手套、口罩和眼罩。

（1）手套。

手套为有效的隔绝微生物的屏障，口腔医务人员在工作中应戴一次性乳胶（latex）或乙烯基（vinyl）手套，并应作为常规。主要目的不是获得外科消毒，而是保持合理的卫生水平及保障医务人员和病人双方的安全。手套能防止皮肤与唾液、血液及黏膜的直接接触。有研究表明，工作时不戴手套可造成手指甲中的微生物、唾液和血液持续存在达几天。也有证据显示，健康的口腔医务人员由于未戴手套而感染了单纯疱疹、HBV，甚至有可能染上 HIV。

据研究，2% ~ 30% 的现有手套均有固有的微孔，随着严格的质量控制和工艺技术提高，有微孔的手套比例有所下降。为此，口腔医生在购买手套时应确认其质量可靠，并通过了质量检测。80% 以上的手套在手术中有小洞存在；50% 的手套在使用后数小时能使细菌通过。因此，如果同一病人治疗时间较长，手套最好每小时更换一次。少数医生或病人对手套有过敏现象。主要是对乳胶中的聚异戊二烯或抗氧化剂或缩硫醇唾嗪过敏。此时可改用低过敏性的合成橡胶或乙烯基手套。也可使用润肤霜或者戴有棉衬的手套，预防过敏。

口腔临床使用的手套根据使用目的的不同可以分为三种：一种是作为清洁时候保护用的手套，这个一般应用于对病人进行口腔检查和治疗中。第二种是外科用的消毒过的手套，这种手套主要是在进行外科手术时要佩戴的；第三种是在提取重物的时候用的比较厚的手套，主要是用于清洗器具和含有化学元素的物品。

带手套虽然有效，但存在以下缺点：

①使用细小器械（如根管扩大器）时比较困难。临床需经常训练以减少这一困难。

②对极微小的触觉丧失。可通过选择合适的手套减少触觉的丧失。

③易燃，接近火焰有一定危险。

④可能影响一些印膜材料的凝固时间，因此，应购买得当。

⑤不能防止锐器边缘如针头及探针的刺破。

在戴手套前，应彻底用抗菌洗手液洗手。用液体肥皂和抗菌剂合用洗手的除菌效果是单用肥皂块洗手的 2 倍。在与病人接触后应立即摘下手套，再用冷水彻底洗手，皮肤用润肤霜防止干燥。离开诊室应用抗菌剂洗手。

皮肤有破损时应用防水创可贴覆盖上，然后戴手套。如果医生患渗出性皮炎，应避免一切接触病人的工作及接触器械的工作，直至病损痊愈。

更换手套的频度仍存在争议。合乎标准的应是治疗每一新病人时更换一次手套。需作外科治疗或可能造成血液、唾液污染的治疗应更换新手套。关于手套重复使用，ADA 认为，手套如果重复使用，则质量受损其屏障功能下降，前一病人的微生物是否消灭不能保证，因此，不应重复使用。

（2）眼罩和口罩。

进行口腔手术的医生和护士都是需要配备专业的眼罩和口罩的，这样做有助于隔绝污垢和辐射。病人在平躺的时候也需要对其眼睛进行保护。有些病毒是可以通过呼吸道进行传播的，虽然这个观点还没有经过证实，但是通过对空气的隔离，可以有效降低空气中的治病菌传染活动。尤其是在大型高速运转的机器中进行治疗时也是必须佩戴口罩的。

不同的口罩对于致病菌的隔离和阻碍效果也是有很大的差异的，这和口罩的制作材料有着很大的关系。纸质的口罩其隔离细菌的效果比较差，一般有效时间也是很短的。而多聚丙烯和玻璃纤维的口罩就能有效防止疾病的传播。当然了，口罩的佩戴时间长短也在一定程度上影响着其使用效果。一般情况下认为，口罩的有效佩戴时间为半小时到 1 小时之间，而当口罩处于潮湿的状态时，有效时间就会更短。因此，口腔医师在治疗间隙可以更换一个新的口罩。

（3）橡皮障隔离。

做牙体治疗和牙体预备时应尽可能使用橡皮障，不仅可减少唾液及血液污染的气雾，而且可以防止对口腔黏膜组织及其他组织的创伤和继发出血。国内外报道，用 0.1% ~ 0.2% 的葡萄糖酸盐氯己定或 3% 的双氧水含漱，可以减少微生物的量及空气中的致病菌。

（4）吸引器和通风设备。

应常规使用有外通风口的有效的高速吸引器，以减少气雾的污染。所有吸引器均应根据产品说明定期清洁。

4. 使用有锐缘器械的注意事项

新旧针头、手术刀片、钻针、玻璃及其他锐器属锐缘器械，在使用时应特别小心，防止意外误伤。使用针头时可选用有保护装置的器械。

如果有针尖或锐缘误伤了皮肤，应立即采取以下措施：

（1）先让伤口地方的血液流出来，然后用流动的温水清洗伤口处，并用抑菌洗手液将手浸泡，达到消毒处理的效果。

（2）防止再次被误伤，应该将带有针头和尖锐头的器械妥善收纳起来，放在安全的地方。

（3）根据有关规定向有关部门申报或记录。

（4）如果病人为乙型肝炎患者，所误伤的人无免疫力，则应在误伤后 24h 内尽快注射乙肝免疫球蛋白。如果受误伤者没有接种乙肝疫苗，则应同时注射第一针乙肝疫苗。

（5）如果受误伤者接受过部分或全部乙肝疫苗，则应取血确定其抗体水平。如果抗体水平不足，则应补充注射。

（6）如果病人有 HIV 感染者的可能，则应在上述步骤的基础上，对被误伤者进行密切观察。由于 HIV 抗体的出现往往在 3 个月后，个别需 3 年，因此，对受误伤者的 HIV 抗体的检查应分别在误伤即刻、6 周、12 周检测。

（7）如果误伤后可能有污染比如泥土污染，则应考虑有无破伤风的可能，可酌情注射破伤风抗毒素。

英国对口腔医务人员常规免疫类型为破伤风、脊髓灰质炎、白喉，也建议免疫乙型肝炎、结核及风疹。美国除结核外，也主张进行上述几种免疫接种。

口腔医生和配合人员应进行乙肝疫苗接种，特别是容易受锐器误伤的牙科助手。第一代乙肝疫苗由乙肝患者的血浆制成；现在的第二代疫苗是酵母来源，免疫效果好，95%可产生血清抗体。乙肝疫苗应在前臂三角肌内分三次注射。第一次注射后应分别在1月、6月后进行第二次、第三次注射。反应不佳者，可进行第四次注射。免疫力可持续7年。由于约4%～5%的人对疫苗不敏感，为防止针头误伤等情况的发生，应在最后一次接种后3～4个月进行血清学检查抗体产生情况。若有抗体产生，每年应检查一次血清。一般不需加强接种。但英国政府建议在接种后5～7年加强接种。对乙肝疫苗的接种不仅可预防乙型肝炎，也可预防丁型肝炎。对丙型肝炎和HIV的疫苗尚未研制成功。

三、口腔修复器械与工具的消毒及灭菌

灭菌过程应包括以下4个步骤：灭菌前分拣清洗、包装、合理的灭菌过程及抗感染保存。

（一）灭菌前分拣清洗

常规口腔治疗后，为了避免脏的器械与灭菌器械的交叉感染，治疗区的所有废品均应及时去除，并应严格遵守处理流程。

在清洗时应戴橡胶手套，一些国家政府还强调用眼罩及口罩。此外，由于干燥后有机残垢较难去除，一些即使是不锈钢制品器械也难免久后玷污难以抛光，所以，所有器械均应尽量用后立即清洗。如果在治疗一个病人后不能立即消毒所有手机，则应用冷水及抗菌液浸泡至无污染为止。溶液应放在诊椅附近，至少每天新鲜配制。

在清洗时应特别注意对所有需要消毒物品进行分拣，将针头针栓分开，注意锐要器边缘以免误伤。未加盖帽的针头不应放入器械盘内。在用后应将针头及其他锐器直接放入耐刺穿的容器内（puncture-resistant containers）。即使为一次性器械，也应合理灭菌，毁形后焚烧。

消毒前的清洗方法有人工和超声清洗两种。

1.人工清洗法

为了保护清洗的医务人员，应采用双消毒方法。将器械泡入消毒剂中，使被清洗的医疗器械浸泡足够时间，然后擦去残垢及血液。避免擦洗时溅起水花。所用刷毛应有足够硬度，在流水下用清洁剂清洗。由于肥皂能与硬质水形成不溶性残垢，阻碍灭菌剂对微生物的杀灭，而且肥皂本身也是微生物的寄居地，所以应尽量不用肥皂。

器械接头和关节处应彻底清洗，最好用冷水涮洗去除清洁剂，然后在空气中自然干燥或人工擦干，以保证以后浸泡消毒液的有效浓度，并能保证热力灭菌不会腐蚀器械，防止脱色。污染的刷子应浸泡于抗菌液中，彻底清洗及消毒。刷洗器械的刷子应特别标明，以与刷手的刷子区分开来。

2.超声清洗法

超声清洗比人工清洗效果好。超声清洗是利用不锈钢制造的压电振荡器在充满液体的容器内产生振荡，同时转变成一系列高频声波，在液体中实现极密的微气溶（气穴）现象，这些大量的微小气泡破裂产生极小的真空区而实现擦洗效果。这些微小的气泡可进入手工清洗不能到达的细小沟纹处，因而能有效地清洗。超声清洗液有多种，有些有腐蚀性，有些价格较贵。理想的超声清洗应能溶解油脂及污染品，无腐蚀性，不影响材料（如树脂）的特性，无刺激无味，价廉，为非离子性以保持清洗效果，噪声应小。但应注意，该方法只是清洗，不是灭菌。超声清洗比手工清洗的优点主要为清洗效率高、减少感染颗粒清洗时在空气中的散发、器械损伤小、对污物清洗效果好及减少人力等。操作时应注意根据不同要求选择超声液的恰当浓度。在放入及取出器械时应戴橡胶手套，器械不能放入过多以保证器械之间有空间避免互相接触损坏，在放入后将外盖和关节均打开。不同的金属器械不应放于同一超声池中，如不锈钢物品及铝制品。超声时间1～10 min 不等，超声清洗结束应去除托盘，温水彻底冲洗。

（二）包装

清洗后，无论采用哪种方法灭菌，均应进行包装。有许多包装方法，但总的原则为便于临床操作。包装方法：如开放的消毒盘，外面套上透明的消毒袋；带盖并打孔的消毒盘，盖上有消毒指示盘；商品化的消毒袋个别包装。

每个消毒包应贴上消毒指示纸条，通过颜色变化显示消毒过程完善与否。高压蒸汽灭菌可用于包装及未包装的物品。包装的物品应能保证使蒸汽穿透，并写明日期及内容物品。

消毒盘有几种：全密闭式、打孔式及透明式，各有优缺点。全密闭式的缺点为消毒时需将部分打开以保证蒸汽进入，但如果消毒后在盖盖时操作不当，有可能造成污染。而打孔消毒盘则有内侧纸衬，克服了密闭式的缺点。每种消毒盘均有一半透明帘，以便必要时打开看，而透明式的消毒盘不用打开即可看到消毒物品。

（三）合理的灭菌过程

消毒物品应包装后进行灭菌。特别注意在消毒锐器前为避免意外误伤，应在针尖上塞一卷棉花；易被腐蚀的器械如碳钢，应在超声清洗后浸泡于 1%（W/V）的亚硝酸钠溶液中。

高压蒸汽灭菌应注意将消毒室的前腔用水及温和洗涤剂清洗，并检查储存水的高度；排水系统应有商品化的特制的清洗器及清洗液（如温和的磷酸钠），每周清洗一次；温度及自动控制系统应每天检查记录，消毒物品少时可每四天做一次温度测试（美国为每周一次）；每年应对灭菌器进行大检修。因此，在选购灭菌器时应充分考虑其检修测试的频度及大修的价格因素。

干热灭菌应注意所有器械应彻底清洗和干燥以避免物品被腐蚀；包装包不应过大，应为小包装及中等包装，因热力对大包装的物品穿透力低，如果用锡箔及棉布包装，消毒时间应延长，如 160 min、120 min；器械在放入时应有一定空间，并避免温度过高，否则会对有锐缘的器械产生破坏作用，温度到 170℃，纸和棉花将自燃，一些口腔器械焊接处会熔解开焊；每次消毒均应有消毒指示系统，检测消毒的过程及芽孢的杀灭效果。

化学蒸气灭菌同样应注意清洗干燥，在消毒前应对化学消毒器预热；器械包装应松，包装材料应考虑其穿透性及与化学材料的反应，可使用打孔的金属板或纸包装；如果有塑料物品，不应接触消毒器的侧壁；不应使用金属的密闭的消毒器皿，以免影响蒸气的进入；化学混合物不能重复使用；最好用有颜色指示的器械包；并应用芽孢指示剂检测消毒效果。

（四）消毒物品的保存

消毒后的物品保存期的长短与其使用频度有关。所有器械在消毒后最好能立即使用，但多数情况尤其是外科手术不能如此，必须预先消毒备用。如果保存不当，将打破消毒的整个环节，因此，恰当的保存与消毒本身同样重要。

消毒物品的保存期与保存的地点及包装材料的特性有关。密闭的保护区、空气流通小的地方较好，如橱柜、抽屉。储存区应远离繁忙的人群，如果暴露于污染的空气中应缩短保存期。

保存物品处不应设在地下，因容易受潮及污染需重新灭菌。塑料和尼龙包装的物品较纸包装的保存期长。纸包装的物品应在消毒后 4 个月重新消毒，而塑料、尼龙包装的物品可达 1 年。

总之，消毒过程分消毒分拣清洗、包装、合理的消毒过程及保存 4 个阶段。清洗时应戴厚的橡胶手套；超声清洗优于人工清洗；热力灭菌对所有器械均有效，仅在特殊情况下才选择化学灭菌；无论何种消毒方法，均应有消毒过程指示剂；定期进行生物指示剂的测定；恰当的保存与消毒同样重要。

（五）口腔医疗用手机的保养及灭菌

口腔门诊医疗中最常用的是牙科机头。目前已有不同的品牌、大小及形状的机头，但其功能是一致的，即起到切割牙体组织、调磨及抛光的作用。一般的手机机头在切割时的速度为 400 000 r/min，其上的钻针有许多种，在切割时会有病人的血液、唾液、龋坏的牙体组织及修复材料喷射出来，也有可能在牙钻上滞留。因此，在治疗每一病人之后应合理灭菌。由于传统的灭菌过程不仅有可能对机头产生损害，使寿命缩短，同时，由于灭菌方法选用不当而导致达不到灭菌的效果。因此，良好的保养及选择灭菌方法是至关重要的。

四、口腔医疗用手机气动灭菌步骤

应当说明以下步骤不能代替制造手机厂家的说明，最重要的是遵循厂家的说明，严格选择灭菌方法。

一般来讲，不能灭菌的手机不能用于治疗病人，而手机属于外科切割工具，仅进行外部消毒是不够的。以下将手机灭菌步骤介绍如下：

（1）在将手机旋下之前，应将钻针周围的残垢擦掉，然后将水汽开关开启，冲洗水汽系统。

（2）先将钻针卸下，然后将手机卸下，用刷子在流动水下彻底擦洗手机，用肥皂或清洁剂清洗手机，冲洗、干燥。如果制造厂家未允许，不能将手机浸泡及用超声清洗。

（3）需要在高温灭菌前润滑的手机需进行内部清洁。最好用不用润滑剂的清洁剂，或参照厂家说明，不能过度使用润滑剂。

（4）上述步骤后，需将手机安装在机器上使其工作，通过转动排出多余的润滑剂。否则，润滑剂会在手机中堆积，有可能使手机降低转速或不能转动。但应征求厂家的意见，该手机能否无钻针空转。

（5）光学纤维：用蘸有异丙醇的湿的棉拭子（不应过度浸泡）去除光学纤维表面的过多的润滑剂，否则会影响光纤束亮度。

（6）确保手机内外部清洁且干燥，按照不同的灭菌方法进行密封包装。热力灭菌后，应有足够时间干燥及冷却。在使用时才能打开包装。

（7）将手机安装在治疗椅上时，应将机器水汽系统冲洗 20 ~ 30s。

（8）最好在新病人面前打开灭菌的手机并安装上去，以使病人放心。有些手机在使用前还需润滑。如果需要治疗时润滑，则应与灭菌前使用的润滑剂分开，以免交叉感染。

总之，手机的水汽系统在卸掉手机之前需冲洗一遍，手机需清洁干燥，上润滑剂不宜过多，应排出过多的润滑剂，有光学纤维的手机需用异丙醇清洁，将手机包装热力灭菌（或微波灭菌）。灭菌后在安装前需将机器冲洗 20 ~ 30s。最好在病人面前打开手机包，安装后排去多余润滑油，再进行治疗。

应当注意，气动手机的选择、安装、使用及保养与其寿命密切相关。其中重要的是参照厂家的说明进行。灭菌方法选择应考虑最强的灭菌效果及对手机的保护两方面因素。以上所述的手机的灭菌步骤仅供参考。

如果手机不能耐高温灭菌，则选用 EPA 允评的化学消毒剂进行表面消毒，但只是中效消毒，手机内部污染处得不到彻底消毒，而且长期用消毒剂对手机的一些合金有损害。一般不提倡手机的表面消毒，牙医应购买能高温灭菌的手机。化学消毒手机的步骤为：将手机彻底冲洗 20 s，用刷子将手机上的软垢冲掉，用清洁、吸水性好的材料蘸合适的化学消毒剂擦手机，并保持手机潮湿，根据不同的消毒剂保持一定时间，一般为 10 min，然后用水彻底冲掉手机上的化学药品。

第四节　口腔修复临床中的护理工作

一、心理护理在口腔修复治疗中的应用

随着现代医疗技术的发展，心理因素与人类健康和疾病之间的联系变得越来越紧密。口腔心理学是一门新兴的学科，主要是专注于口腔疾病中的心理问题。护理心理学是心理学理论在护理工作中的具体应用，它渗透在护理工作的方方面面。牙科患者通常对牙病的治疗感到恐惧和紧张。作为口腔卫生工作者，应该采用心理疗法减轻患者的焦虑，这是医护人员的使命和责任。

护理工作是口腔修复临床工作的重要组成部分。一个修复体的完成不是靠一个人的力量实现的，它需要多位医护人员多方面的配合和努力。口腔和护理修复工作涉及临床修复工作中的材料和设备的相互协作，例如初步诊断和检查、基台的准备、印模制作、牙科常规检查和修复工作。因此，作为修复科的护理人员，他们必须具有严格的质量意识、熟练的技术水平及对患者的高度同情心和责任心，并且必须熟悉器械的性能、操作程序、维护保养及注意事项，只有这样才能让患者得到满意的修复体验和修复效果。随着现代医学观念的变化和人们对口腔修复治疗的审美要求的提高，口腔修复护理工作还有待进一步改进和扩展。在口腔修复的工作中要重视心理方面的护理以及对审美学的运用，还要加强口腔保健知识的宣传和推广。

患者在就诊的过程中，难免会产生紧张和焦虑的情绪，这种心理一般都会出现，属于正常的心理反应。护士作为患者在就诊过程中接触的第一个医护人员，其态度应该亲切和蔼，这能在一定程度上减轻患者的紧张心理。护士不能出现轻蔑和傲慢的态度，更不能和患者产生冲突，应该用和蔼的态度和语言对待患者，让患者对医护工作产生信任。医护人员不能将生活中的不满情绪带到工作中，更不能向患者暴露实习医生的身份，以防止患者对医生产生不信任的感觉。

护士在安排患者就诊的时候，要做到公平公正，按照先来后到的顺序进行安排，要对弱势群体进行特殊的照顾。这些事情虽然对护士来说是比较容易的事情，但是这些事情在患者看来，却能给予心理上的安慰和尊重之感。在将患者带到医生前后，应该向医生说明患者的具体情况，并告诉患者："要相信我们，我们一定会尽全力帮助你治疗的。"医生应该向患者详细说明治疗的大体情况和计划，让患者做好各方面的准备，并向患者说明口腔的现状以及治疗方案。实习医生、进修医生的检查结果和治疗方案必须得到指导教师的同意。所以，在请教老师时最好以职务相称，如某某教授、医生等，最好不以老师相称，以消除患者的顾虑。经过认真检查，确定设计方案后就要进行基牙预备。在基牙预备过程中即使医生的水平很高，患者对医生信任，也难免会紧张。因此，医生应告诉患者："请您放心，我会轻轻地为您磨牙，除了偶有酸痛感之外，没有别的痛苦。"对于需要大量降殆和磨牙的患者，应向患者说明，以免患者不能接受。若患者对于磨牙较敏感，可注射麻醉剂减少痛苦。对磨牙较多的患者，可用自凝塑料或软质冠套做暂时冠加以保护，以防冷热刺激痛。医生的这些细微的替患者着想的举动，将会使患者对医生更加信任，并且使医生在患者面前树立了威信。切忌用生硬、冷淡甚至是傲慢训斥的话语对待患者，使患者从心理上产生抵触情绪和逆反心理，甚至不合作，拒绝治疗。

在基牙准备完成之后，就应该进行取制印模的设计。在取制印模的过程中，应该先向患者做好解释工作，让患者心里清楚取模是为了进一步制作假牙。并让患者了解取模的过程中可能会出现的一些不舒服的感觉，甚至还会出现恶心的症状，并告知患者如何配合等。通过这些前期的准备工作，患者就有了一定的心理基础和心理准备，防止因太过紧张导致取模失败。同时，医生在操作过程中还要具备熟练的操作技术。在将托盘放入患者的口中时，动作要慢、要柔和，不能生拉硬扯，防止患者出现不舒服的感觉。告诉患者要放松，嘴不用张太大。这时，术者轻轻拉开患者一侧口角，旋转托盘进入口腔，施压做好肌能修整即可。有些患者口腔条件很差，不易一次取成功。在多次取制之后，还不成功，应请老师来取。这时医生和患者的情绪都有变化，作为老师，应先向患者道歉，稳定其情绪，再请患者合作，争取一次取成功。

对于缺牙较多的患者必须确定咬合关系，进行粘位转移。以牙列缺失患者为例，因为缺牙后，粘位关系改变，有些自主习惯不能很好配合医生工作，加之有些实习生、进修生技术不过硬，反复多次以后，使患者产生厌烦情绪，甚至对继续治疗失去信心。这时，作为医生应该冷静，告诉患者确定粘位关系的重要性。应请指导老师与自己一起为患者确定咬合关系，在指导老师的指导下完成工作。

患者在满怀信心的等待之后，如约戴牙了。有时很顺利，可是有时把进修医生或实习学生急得满头大汗也不能就位。医生很着急，可是患者是不能理解的。来戴牙时，患者对医生的期望是很高的，有时还与别人比较，因此对此不能接受。这时切忌用一些"医生都不急，你急什么"类的话刺激患者，以免引起患者的不满。医生应首先想到戴牙不顺利虽然有各种原因，但患者是无辜的。护士应在一旁做一些必要的解释，使患者感到医生是在为自己着想，也就不会急了。戴好牙后应教患者如何取戴活动义齿，说明回去以后可能出现的问题和一些戴牙后的注意事项，有问题及时来复查等。

活动义齿修复后的患者，多会因各种情况来复诊。而且，这时的患者往往不能冷静对待此种情况，有时会出现各种过激行为。此时，医护人员应该正确对待此类复诊的患者，热情、主动询问并解决有关的问题，向患者致歉。用我们的行为证明我们时时处处在为患者着想，这是一名医务工作者所应具有的良好素质的体现。

以上种种说明，作为一名医务工作者，必须了解患者在就诊期间的各种心理活动，而且要通过医务人员良好的语言、表情、态度或行为，改变患者的心理状态，尽可能为患者创造有利于治疗和康复的最佳身心状态。

二、护理美学在口腔修复临床中的应用

口腔及颌面部任何一部分缺陷或功能障碍，都是对人体美的损害。口腔医疗护理的使命，不仅可以消除机体外观缺陷，维护、改善和再造人体的形态与功能，而且它的治疗效果可变异常为正常，变丑陋为漂亮，增强美感，使人得到美的享受。同时，护理工作本身也是一门精细的艺术。本节就口腔门诊护理服务中的美学问题作初步探讨。

（一）护理人员形象美的必要性

护理人员的外在形象是非常重要的，因为护理人员在患者的整个治疗过程中是与患者接触最多的，因此给患者留下一个良好的印象是很重要的。他们不仅要配合医生的治疗工作，还要时常寻访病人，并在第一时间了解病人的情况。在治疗结束后，护士还要告知病人下一次的会诊时间。因此在整个治疗过程中，护士是与病人接触最多的人，所以护士的形象是至关重要的，这将直接影响病人的心理状态。

1.仪表美

护士的仪表美是这个职业特有的一种要求。具体包括以下几方面：首先，保证衣帽穿戴整体。其次要花淡妆，不要带浓妆上班，还要将自己的头发挽起来。在具体的操作过程中，护士还应该佩戴口罩。最后，护士的眼神要温柔，体现一种理解之情，表情要和蔼可亲，给人一种诚恳可信的感觉。这是护士职业的基本要求，也是能促进病人对护士和医院产生信任和依赖的因素之一。

2.语言美

语言是护士日常工作中必须使用的沟通桥梁。在实际的工作中，护士应该熟知职业礼貌用语，语气要柔和，给人以亲切之感，同时也应该适当地使用幽默的语言，以拉近与病人之间的关系。尤其是在与病人的直接接触过程中，护士更应该使用规范的语言，并做到礼貌待人，规范自己的语言。

①护士叫号时，要根据病人年龄、职业、性别，分别称呼某某同志、小姐、女士、先生、小朋友等；②当有的病人不愿意让进修生、实习生治疗时，护士的

回答应该是："我们是教学医院，每位进修生、实习生都由有经验的医生带教，每个操作步骤都会严格把关，保证质量，请您放心"；③当病人得到满意治疗，赞扬医生、护士时，护士的回答应该是："谢谢您的鼓励，这是我们应该做的。"

总之，对不同病人提出的询问、要求，都要给予恰当的回答，耐心的解释，要有一颗诚挚的爱心，以美好语言唤起病人愉快的情绪，使之保持最佳心理状态接受治疗。

3.行为美

行为是人们主观意识和思想动机的一种外在的表现。护士在配合医生进行诊疗的过程中，要保持良好的行为规范，积极做好配合工作，不说闲话，不干自己的私活，声音要低，不要占用病人的休息座椅等。在整个手术的操作过程中，动作一定要轻柔，步伐要轻盈、敏捷。以上都是护士最为基本的行为规范，这样才能给病人留下良好的印象，病人也才能更好地接受护士的护理工作。

（二）创造医疗环境美的重要性

现在人们对医疗的重视程度越来越高了，良好的诊疗环境、优质的诊疗服务是医院应该提供给每一位患者的基本服务。诊疗室是主要接待病人的场所，因此一个干净、清洁、舒适的诊疗环境能在很大程度上满足病人的生理和心理需求，也有利于病人更好地配合医护人员的工作。

1.口腔门诊治疗和诊疗环境特点

口腔治疗比较特殊，病人需坐在或躺在牙科椅上接受治疗，诊疗时间比较长；诊室的特点：专科设备、仪器多，如综合治疗台、牙科椅、诊疗桌、治疗车和专科用药等均需放在诊室内。如果对所用的物品、仪器放置没有规范要求，那种杂乱无章的环境，会给病人带来不良刺激，产生不安全感和不信任感。

2.诊室实行科学规范化管理

各种器材、物品等都要定位放置，机器、桌、椅成三条直线。地面勤打扫，保持清洁明亮，通风良好，痰盂勤冲洗、避免恶性刺激，用过的器械敷料及时清理、洗涤，预防交叉感染。治疗车大小适中，噪声要小。定时开放广播系统，收听轻音乐，使病人精神放松，更好地配合治疗。

口腔专科医院病人数量多，治疗时间集中，要想使众多病人及时得到治疗，护理工作很重要，需合理分工。尤其是负责安排病人就诊的护士，要合理安排，提高工作效率，做到忙而有序地工作，为病人创造有利于治疗的内外环境。

（三）专科护理技术训练，技艺美是关键

1. 一般护理中的美学要求

对于坐在轮椅上的老弱患者，护士应该主动搀扶；对于存在紧张情绪的患者要多多给予鼓励，帮助患者缓解紧张情绪；在进行麻药的注射过程中，如果病人出现了恶心呕吐的感觉，护士要用温柔的语气告诉病人不要紧张，保持均匀的呼吸；在口腔修复治疗结束后，护士要提醒病人漱口，并帮助病人擦拭嘴周边的污迹，帮其整理好衣物；患者面部如果出现伤口，不要将敷贴的纱布弄得过大，要留出一小部分。上面这些都要求护士做很细致的护理工作，也体现了护士对每一位病人的关心和爱护。

2. 熟练掌握专业护理技术

口腔医院的门诊护理工作有着自身的特点，这种工作的特点就是实践性很强。每一次满意的治疗效果都离不开护理人员的精心照顾与配合。例如在对口腔进行美学修复的时候，可能会对患者的颌面进行整形，还有可能会对牙齿进行美容，甚至会对患者的牙体进行修复。这些手术都离不开护士与医生的默契合作，修复假牙的过程中护士也有着很重要的作用，护士需要准确无误地提取印模，然后保证印模的表面光滑、细腻。这是非常关键的工作，决定了修复假牙最后的美学质量和效果。

总而言之，一名优秀称职的护士，不仅要有精湛的技术和高尚的医德，还要有一定的美学素养，这样才能更好地为每一位病人提供好的服务。

三、口腔护理发展趋势与拓展

口腔健康是一个国家社会文明的象征，世界卫生组织已将口腔健康列入评价人类健康水平的一项重要指标，龋齿已成为除心血管疾病、恶性肿瘤外影响人类健康的第三大疾病。因而，口腔卫生保健问题应引起口腔护理工作者的足够认识。

（一）口腔护理学发展趋势

迈入 21 世纪，人们越来越重视生活质量和生存质量，因而，作为口腔卫生保健的重要力量，护理人员也将被赋予更多的责任。

1. 初级卫生保健的骨干

初级卫生是指最基本的、体现社会平等权利的、人人都能享有卫生保健的措

施，初级卫生保健是一种理念和护理方法。世界银行组织在 1993 年世界发展状况报告中指出：大部分的初级卫生保健工作应该由护士和助产士承担，护士与医生的比例应达到 2∶1 或 4∶1，将来社区保健中许多由医生承担的工作将逐步由护士代替。这就提示护士不再仅仅是护理者，还同时成为基层保健者、倡导者、管理者与协调者。要求护士必须认识到自己所服务的人群是动态变化的，要以一种全球化的方式关注护理和卫生保健，使自己成为社会需要的护理多面手，以适应社会文明的进步。

2.健康教育的骨干

WHO 对现代人的 10 条健康标准中，对口腔卫生的要求是："牙齿清洁、无龋洞、无痛感，牙龈颜色正常无出血现象"。

大量科学研究表明，环境因素、生活方式、卫生服务和生物遗传因素对健康具有重大的影响。由于疾病的数量和类型在不断地增长和变化，人类疾病的类型和数量也在持续增加。因此，只有普及健康教育才能帮助人们改变其行为并改善其健康和生活质量。护士可以利用健康教育宣传，让人们充分地了解他们在维护健康中的重要作用，增强自身价值感，进而实现帮助人们防治疾病和健康长寿的目标。

3.医师和其他卫生人员的合作者

在过去的 20 年中，随着全球性国际互联网的快速发展，护士已经成为全球远程健康服务的管理者和病人的分诊专家。

护理专业的目的是为个人、家庭、人群和社会提供保健，以增进健康、预防疾病、促进健康并确保生活质量。护士不仅要会注射药物、调拌材料，还应该在护理的过程中协助病人进行就医和出院指导，将护理任务扩大到每一个病人群体和社会家庭中。随着护理教育的改善及其在社区卫生保健中作用的扩大，护士将越来越成为医生和其他医护工作者的合作者。

4.提供优质服务是护士的最终目标

熟练的口腔护理技术仍然是护士的重要任务，现代医疗要求他们能够及时为医生提供各种患者的数据资料和信息，并扩展生物医学和社会科学知识。只有这样，才能顺应现代护理发展的趋势，保证护理的正常运行。

（二）口腔护理工作的拓展

初级口腔保健是以增进和保持群体的口腔健康水平向社区群体提供必不可

少的口腔卫生保健。据资料统计，我国口腔疾患累计发病率达 90% 以上，尤其是龋病、牙周病、错𬌗畸形、口腔黏膜病以及口腔肿瘤的发病率甚高，应做好预防保健工作。

1.门诊候诊厅、分诊台

门诊候诊台是护士进行口腔健康宣传的重要地方，也是文明导医的重要场所。护士可以结合各学科的知识，为人们普及口腔健康知识，并介绍牙刷和牙线的正确使用方法。在患者候诊的过程中可以适当地播放一些口腔卫生知识，这样做可以稳定患者的焦躁情绪，帮助其顺利地完成治疗工作。护士还需要为各种特色病和常见病提供必要的宣传册，同时也要告诉人们爱护牙齿、提高健身意识。

2.为就诊患者服务

（1）住院患者：以病人为中心，做好一些健康宣讲工作，帮助患者做好出院指导，帮助他们消除紧张和不适感。还要及时跟进患者的病情进展，开展必要的治疗措施，为病人提供详细的治疗计划和安排。

（2）儿童患者：要教给儿童必要的自我保健意识和正确的刷牙方法，在发现有口腔问题时，要对儿童进行积极的引导和治疗。另外，在平时生活中还要教给儿童选择有营养的食物。

（3）正畸患者：讲授不良卫生习惯对牙颌系统发育的影响及预防措施，纠正不良口腔卫生习惯，对戴矫治器的儿童患者，要指导家庭护理和保持口腔卫生的方法。

（4）义齿修复患者：介绍残根、残冠、不良修复体对口腔健康的影响，指导义齿修复后的家庭护理，利用不同形式指导病人建立口腔健康行为，改善口腔卫生环境，预防义齿性口炎的发生。

3.义诊宣教

积极参与社会咨询及口腔保健工作，做好口腔健康指导，利用每年 9 月 20 日（爱牙日）进行宣传，使人人重视牙齿保健。

简而言之，随着 21 世纪的到来，新一代的口腔护理工作者将面临更多挑战，不仅需要了解更广泛的牙科基础理论，还要掌握更多、更先进的护理技能，具备口腔健康的理念，不断学习知识，充实自己，并熟悉新术语、新概念和新技术，以更好地满足实际工作不断发展的需求。只有这样，才能为人们提供更全面的口腔保健服务，并体现新世纪护理的社会价值，充分发挥护士在初级口腔保健中的重要作用。

第五章　口腔修复体的质量问题及应对措施

第一节　不良修复体致牙损伤的原因

不良修复体指在修复过程中，没有按科学态度，违反操作规程而盲目制作的各类修复体。此类修复体不仅破坏了牙齿及牙龈组织的功能，影响美容，同时，增加病人的痛苦和经济负担，甚至有导致恶性变的严重后果。

一、基牙力量不足

固定修复，要求基牙健康、不松动，有足够的长度等条件，基牙数目应根据缺牙数目而定。Ante 提出：基牙牙周膜面积的总和等于或大于缺牙牙周膜面积的总和。Nelson 认为：桥基牙耠力比值的总和的 2 倍应等于或大于固定多基牙及缺牙给力比值的总和。据本资料统计，固定修复 29 例中约有 60% 存在桥体过长、基牙牙周膜明显小于缺牙牙周膜面积的问题，易造成基牙损伤，牙齿松动易脱落。

二、耠力不平衡

根据生物力学，一个单独牙在生理情况下可承受颊舌、近远中、垂直三个方向的咬合力，显示着三个方向的生理运动。当牙齿作为固定桥的基牙后，固定桥任何部位的咬合力都要通过固位体传送到基牙上而产生一个新的力，再传到牙周组织而转变为扭力。若修复设计不合理，咬合不平衡，桥体受力时产生杠杆扭力而损伤基牙，如单端桥桥体过长，或单端修复邻面两处缺失，悬吊力量太大，受力不均匀均损伤基牙等问题。

三、固定不牢，易松脱造成损伤

任何修复体必须有良好的固位，卡环圆钝贴合，边缘光滑密贴，若固位力不足，无一定固位形，当咀嚼受力后容易松脱、翘动，刺激牙龈缘。本书统计有 27 例，患者因牙周病致牙齿松动，间隙增宽嵌塞食物，在无任何固位形的情况下，用自凝树脂作夹板和嵌塞垫固定，时间不长均松脱，在牙间隙起到楔子的破坏作用，加速患牙松动修复物刺激牙龈乳头，使牙周袋加深，窝藏食物残渣，造成继发感染，牙龈糜烂坏死。

四、牙齿解剖生理不熟悉，亦是修复体造成牙体损伤的重要因素

桩冠修复，未能掌握根管的长度、方向、盲目扩大冠道，导致冠桩超出根尖孔或侧穿。诊治中我们曾发现 1 例病人，用 2 cm 长钢丝由根管唇向侧穿，直插至黏膜下，组织肿胀明显，疼痛剧烈，最后只有拔除患牙。

不少病例做牙体缺损修复，未做牙髓治疗，直接用自凝树脂成形，造成根尖感染。更有甚者，根尖感染后牙体伸长浮出，咬合痛而将对殆牙磨改，导致牙本质过敏。

五、缺乏美学知识，修复中弄巧成拙，加重牙体牙龈损伤

医学美学和医学美容学是现代医学的重要领域，尤其是在口腔修复方面更是受到了广泛关注。但是，现在的口腔医学美容的效果还是不尽如人意。我们发现在临床实践中，还是有很多的修复体存在不正规和不规范的情况，很多都没有按照美容的要求去制作。比如，有些人前牙体积小、缝隙大、错位明显。这些做法不仅损坏牙龈，还会对其他牙齿产生破坏和磨损，严重地影响了病人的形象美。更有甚者，在进行口腔修复体的手术后，出现了面部皮肤溃烂，留下了永远的伤疤。

造成以上损伤，原因是多方面的，有统计资料表明，损伤病人中 88% 为农民和城镇居民，87% 是来自个体牙科门诊，这些牙科门诊人员缺乏职业道德，缺乏医学专业知识，只有单一的经营思想，以各种手段收取患者费用，工作中随心所欲，盲目蛮干。因此，在实际工作中，必须加强宣传教育，提高医护工作人员的专业素质和道德修养，严厉杜绝不良修复情况的再次发生，推动口腔医疗卫生事业的发展。

第二节　修复体边缘微露的影响因素及控制

微漏被定义为含有细菌和碎屑的口腔液体，在牙齿与修复体或黏结层之间的渗漏。由于细菌及其毒性产物，可能影响剩余的牙体、牙髓及根尖组织，导致继发龋、牙髓炎和修复体及根管治疗的失败，所以，人造冠边缘微漏是值得关注的。

一、不可控制的影响因素

微漏是一个包含许多因素的复杂过程，其中有些因素是可以控制的，而另一些则是无法人为控制的。

（一）口腔中的温度变化

由于牙齿与修复体不断受冷热饮食造成的温度改变，容易引起修复体热胀冷缩的体积变化，从而破坏修复体与牙体组织及黏结剂之间的结合，发生微漏。

（二）牙体组织自身结构决定的性质

多数研究报道，牙本质边缘微漏广泛，而釉质边缘则很少乃至观察不到。微漏现象即使发生在釉质边缘，其程度也比发生在牙本质边缘的要轻得多。也就是说，在牙釉质与牙本质边缘，微漏的形式也很不一样。

（三）牙齿的生理功能

微漏起始于修复体边缘表面的渗入点，通常有两种形式：一是沿黏结剂——牙界面渗漏；另一种形式则是经牙本质小管向牙髓渗漏。而从牙髓向外的牙本质液流，可以机械性地阻止细菌向小管内长入，从而减少微漏。这也从一个角度说明了保持牙髓活力，对全冠修复体成功的意义。

（四）口腔微生物因素

多数微漏的研究，都是使用低分子量的染料或同位素，但实际上与临床相关的能引起牙髓炎症反应的，通常都是一些大分子的细菌产物。Colemrn 的研究表明，LPS 对渗漏点有更高的亲和力，并能阻止葡聚糖的渗漏。在口腔中有大量的分子竞争渗漏点，它们之间的相互作用也影响着微漏。

（五）其他因素

除此之外，其他不可控制的影响因素还包括：耠力、口腔中的 PH 值变化、功能异常、习惯等。

二、可控制的影响因素

（一）黏结因素

微漏发生在牙体组织与黏结介质间有微小间隙形成时，黏结剂的使用可以封闭牙与修复体之间的界面，并通过某种形式的表面连接，使它们成为一个整体，防止微生物渗漏。黏结介质紧密适应于牙预备体的能力，被认为是影响微漏的一个重要因素。需要考虑的因素包括：黏结剂的溶解度、尺寸改变及对所涉及表面的适应程度等。目前有 5 种常用的固定修复体的永久黏结剂：磷酸锌黏固剂、聚羧酸黏固剂、玻璃离子黏固剂、复合树脂黏结剂和树脂化玻璃离子，它们具有不同的理化性能。

（1）溶解性：黏结剂在冠边缘的溶解，会破坏冠的边缘封闭，引起微漏。

锌汀在硬化后可以溶解于唾液，许多实验都已经证实，用锌汀黏固的人造冠，从外部边缘沿修复体——牙界面，有明显的硝酸银线性渗漏。

聚羧酸的凝固，是通过氧化锌和氧化镁粉末，被迅速加入高分子量的聚丙烯酸黏性溶液中，发生快速酸碱反应而完成的。它的溶解度与调和因素有关，一般较大。

玻璃离子是聚羧酸的发展产品，它在最初凝固期间对水侵袭敏感，溶解度较大。

树脂化玻璃离子通过凝固反应，形成金属聚丙烯酸盐和聚合物而硬化。在凝固期间对水的抵抗力较强，溶解度很低。

树脂类黏结剂，是填充的 Bis——GMA（双酚 A– 甲基丙烯酸缩水甘油酯）树脂和其他甲基丙烯酸树脂的变体，通过化学引发机制或光聚合或两者兼有而聚合，溶解度是非常低的。

（2）尺寸稳定性：体积的稳定，是衡量黏结剂性能的一个重要因素，会影响修复体边缘封闭。

锌汀硬化前后体积变化极小，优于其他黏结剂。而且有实验证实，硬化后的锌汀有超长时间的高度化学稳定性。

聚羧酸与玻璃离子的尺寸稳定性弱于锌汀，一般与调和时的粉液比例有关，液体多则收缩大。另外，玻璃离子对脱水还比较敏感，易产生裂缝。

对树脂化玻璃离子来说，树脂的加入，并未显著降低这种材料玻璃离子成分的脱水性。而且，聚 –HEMA 有亲水性，能增加材料的吸水面积，并最终导致黏度及吸湿膨胀的增加，这种现象类似于合成的水凝胶。

聚合收缩是影响复合树脂黏结剂体积稳定性的主要因素，有实验指出，体积收缩产生的力，可以将复合树脂拉出窝洞，从而破坏树脂与牙间的黏结。但作为黏结剂的复合树脂，与作为充填材料的复合树脂的聚合形式有所不同。Davidson 等发现如果聚合收缩被限制在比如平滑表面上的一薄层的一个方向上，聚合形式比在大而复杂的窝洞中要小得多。这可能是由于薄层提供了大的黏结面积，允许更多的流动，且用剪切力代替了牙与复合树脂界面的黏结上原有的拉力。

（3）黏结剂对所涉及表面的黏结程度：Lindquist 和 Connolly 认为，修复体或黏结剂对牙体结构的黏结程度可以影响微漏。一般来说，牙—黏结剂界面，相对于黏结剂内和黏结剂—金属界面是最弱的。讨论黏结剂的黏结性能，通常应研究牙—黏结剂界面。

锌汀对任何底物都没有化学性黏结，仅通过机械方式提供固位性的封闭。

聚羧酸通过游离的羧酸基团与钙的相互作用，而产生与牙体组织的化学性黏结。但在黏结剂—金属界面，聚羧酸的黏结力不足。而且当层厚度大于 25mm 时，黏结剂内也会发生黏结失败。总体上，黏结力与锌汀相似或稍弱。

玻璃离子与树脂化玻璃离子的黏结相类似。在牙—黏结剂界面上，酸中的羧基与牙体组织内羟磷灰石中的钙和（或）磷形成螯合物，通过离子键的形式而黏结于牙体组织，黏结性能较高。

黏结性复合树脂对釉质的黏结，是通过树脂对羟基磷灰石晶体和酸蚀釉柱的微机械锁结作用。对牙本质的黏结更复杂，还包括亲水单体渗过部分覆盖于酸蚀牙本质脱钙磷灰石之上的胶质层，它能黏结于多重基质，且具有高强度的特征。

（4）黏固过程中的唾液污染：在讨论黏结对微漏的影响时，修复体对潮湿或污染环境的反应也是值得考虑的。Fritz 等发现，处理后的黏结层污染，不影响釉质剪切强度，但使牙本质剪切强度减少了 50%，并形成了大的边缘裂缝。

（5）黏结层厚度：黏结层厚度代表了冠边缘的开放程度。它在冠就位和 Fick 扩散定律方面都与微漏的发展有关。它的大小与黏结剂黏度、湿度有关，还与就位力大小相关。

（二）冠边缘预备形式

Goldman 等比较了不同冠边缘的预备形式（肩台、带斜面肩台、凹形）对微漏的影响，未发现显著差别。临床上对金属铸造全冠边缘预备形式的考虑，也多是从操作与观察方便的角度，选择凹形边缘预备形式。

（三）核材料的影响

由于龋或外伤而严重受损的牙齿，在进行全冠修复前常需进行桩核或钉核的基底恢复，从而为修复体提供合适的基础并增强固位。常用的核材料包括：铸造合金、银汞合金、丙烯酸树脂等。

（1）温度传导性和热膨胀系数：处于温度不断变化的口腔环境中，核材料不同的热传导性和不同于牙体组织的热膨胀系数，对于控制和减少微漏是值得考虑的。铸造合金和银汞合金的热膨胀系数相对低于复合树脂，并更接近于牙体组织。其热扩散性则远高于丙烯酸树脂。这意味着当温度变化时，铸造合金和银汞合金的膨胀收缩更加迅速，而体积变化相对较少。

（2）尺寸稳定性：复合树脂的体积变化最大，原因主要是吸水膨胀。Oliva 和 Lowe 在实验中发现，刚聚合的复合树脂，一旦进入潮湿环境中就开始发生吸水和线性膨胀，1h 内就能观察到足以影响冠就位的体积改变，表现出复合树脂作为基底核材料的不稳定性。其对微漏的影响主要有两种方式：一是它的体积变化，影响了铸造冠的临床就位，从而增加了冠边缘的微漏；另一个就是由于树脂核的体积改变，而造成了与其下的牙体组织的不密合。

三、微漏的控制措施

由以上的讨论我们可以发现，微漏可控制的影响因素中，最主要的是修复材料方面。所以对它的控制措施，也主要应从材料学方面入手。

（一）核材料的选择

对于大面积缺损需用核恢复的牙齿，适当的核材料的选择是成功的开始。仅减少核下微漏这个方面，银亲合金的性能是较好的。Tjan 和 Chiu 及 Lind quist 和 Connolly 在 1989 年和 2001 年分别对银汞合金作为核材料的性能进行了测试，证实了这个结论。银汞合金还具有自身抗腐蚀的特性，这使它特别适用于一些临床上不易隔湿的部位，如易受唾液和血污染的龈下区。此外，如果冠边缘由于种种原因，无法达到临床所要求的核边缘以下的要求，使用银汞核也是可以的。

然而，相对于一种特定的生物材料，对控制微漏的优点及不足来说，还有更重要的临床因素需要考虑。首先一个决定性的因素就是牙体组织的残余量，缺失的牙体组织越多，冠基底所能适应的力就越关键。其次，就是核材料的易操作性。银汞合金的一个不利点，就在于其从充填到牙体预备，至少需要 30 min，且仍未达到最大的物理性能。复合树脂的有利点，在于充填后可立刻进行牙体预备，但它暴露于潮湿中不具备尺寸稳定性。铸造合金核本身很坚固，且铸造时的膨胀和随后的收缩，可以通过与其相匹配的包埋材料的同等膨胀来补偿，比较精密，能较好地防止微漏，但需要多次复诊。

（二）黏结剂的选择

一种理想的黏结剂，应能在不同材料间提供持久的黏结，具有较高的抗压和抗张强度，能润湿牙齿和修复体，表现出合适的层厚度及黏度，能抵抗口腔内的分解，具有好的组织相容性，有适当的操作及凝固时间。黏结剂的某些性能与微漏的发生，有密切的相关性。

有研究发现，微漏与剪切黏结力之间存在反变关系，这说明黏结力大小对微漏的发生影响很大，尤其对于黏结性复合树脂更是至关重要。复合树脂本身具有即刻指数凝固机制，在凝固过程中黏度增加很快。这就是多余的黏结剂不能及时地被排出冠边缘之外，导致冠就位不良。另外，其聚合收缩产生的体积变化，也可能破坏与牙本质的黏结。但有研究发现，由于黏结性复合树脂所具有的高度黏结强度，使其足以抵抗聚合收缩和厚度增加带来的不利影响，减少微漏。一般认为，黏结复合树脂抗微漏性能较好。

聚羧酸、玻璃离子、树脂化玻璃离子的结构与理化性质，有一些相似之处。聚羧酸的溶解度高，它的体积变化大，黏结力不强。通常用作低粘力区敏感牙齿上的单个金属单位的黏固，或作为一种延长的功能性暂时黏固剂。玻璃离子在最初凝固期间溶解度大，临床上一般通过在冠就位后，立刻在边缘涂凡士林来隔湿。它对脱水比较敏感，易引起体积变化，产生裂缝。树脂化玻璃离子溶解性较小，但体积变化较大，既有玻璃离子成分的脱水敏感，又因为聚 –HEMA 而具亲水性，承管最初的吸水可以补偿聚合收缩，但持续的吸水是有害的，尺寸改变大，使其不能应用于长桥全瓷修复体。总的来说，树脂化玻璃离子抗微漏性能较好。

锌汀溶于唾液，且只靠机械方式黏结于牙体，所以它的微漏是比较明显的。它之所以能作为永久性的黏结剂，主要是由于它所具有的化学稳定性、体积稳定性和较高的强度。

此外，黏结剂的选择还应考虑与基底核材料的相互作用。Tjan 和 Chiu 发现相对于核材料的选择，黏结剂对微漏的影响更大。并指出，树脂核与树脂黏结剂的联合使用，会造成与牙体组织之间的界面封闭不良。原因可能是树脂核材料的高黏性，造成了它的低可湿性和渗透系数，而这又加重了由黏结剂聚合收缩所诱导的压力。

综上所述，微漏是一个由多因素共同作用的复杂过程。由于其存在的广泛性和对牙体、牙髓、牙周组织及对修复体成功的不良影响，对它的研究具有一定的临床意义，国内外的很多学者均做了大量工作。目前，还没有一种手段能完全消除微漏的危害，未来材料学的发展可能是最终解决微漏问题可行的方向。

第三节　提高口腔修复体制作质量的措施

一、提高技术水平

口腔修复事业的发展与各类新技术、新材料、新设备的发展同步。掌握和使用先进的技术、设备，制作各类优质的修复体，为患者提供更多的服务是技术室技术水平和修复质量的体现。技术室仅靠塑料加钢丝制作可摘局部义齿及锤造冠、桥，已经远不能满足患者对修复体质量的需求。这就要求技术室对一些陈旧的工艺进行淘汰，对常规修复体制作工艺进行不断地改进，使修复体制作质量得到不断地提高。利用新的技术手段和方法最大限度地满足口腔修复患者对美观和功能的要求。正是这种在技术上不断地提高和创新，才能使修复体的制作质量保持高水平。

二、注重人才培养

高质量的修复工作是通过人工完成的。技术室的业务发展和修复产品质量的提高应由技术室中的高素质技术人员来实现，因此对人员进行培训是非常关键的。技术室应该制订专门的计划和措施来对各种技术人员进行培训。应该有一个用于部署内部业务技术人员的通用框架。培训内容包括在给定的时间内由新技术人员制作各种修复体，学习标准化的操作轮换，对所有技术人员进行新技术和新业务的教学和培训，以及改进一般的技术水平；制订选送外出进修技术人员的名单和计划。同时，进行严格的质量控制、操作监控和新技术的推广，以提高所有人员的专业素质和竞争力。

三、收集反馈信息并加强质量管理

技术部门应该注意收集有关修复体质量的反馈信息，这些反馈信息应该包括多个方面，例如患者、医师和相关技术人员。正是这种相对真实和客观的反映信息才能揭示质量修复存在的问题，并且有针对性地对管理过程中出现的质量问题进行改正。正如当下流行的"木桶原理"所指出的，无论木桶中木板的长短悬殊有多大，木桶的容积都是由最短的那个木板决定的。换句话说，在进行质量管理的过程中，每一个环节都有其自身的功能和特性，但是一旦一个环节出现了问题，就会影响到整个修复体的制作质量。因此，有必要不断加强对质量的管理，提高全体技术人员的素质和竞争意识。在制造过程中，每个步骤和每个生产环节都必须严格控制质量标准，进而保证整个体系的顺利完成。

四、更新器械设备

俗话说，工欲善其事必先利其器。随着科学技术的飞速发展，先进的设备对提高修复质量来说更加重要。没有烤瓷炉，就无法进行瓷修复技术。要开发钛铸造技术，必须首先提供铸钛机。因此，口腔医疗机构需要及时购买先进的仪器和设备，以实现先进的修复技术并达到世界修复产品的发展水平。

第六章 口腔修复学教学探索与应用

第一节 口腔修复学理论与实践课教学的探索

一、理论课教学探索

口腔修复学是研究口腔及颌面部缺损畸形的病因、临床表现、诊治和修复的一门临床学科，涉及的基础学科和相关学科多，有较强的理论性、实践性和技术性。因此，对于教学内容、教学方法有特殊要求。加之口腔视野小、牙齿体积小、口腔解剖结构细微等特殊情况，使口腔修复的教学工作有较大难度。探索一套切实可行、行之有效的教学方法，一直是广大口腔修复学教师孜孜以求的目标。

（一）课堂教学力求形象化

口腔修复学是一种与口腔内外科学有着明显不同的学科，也和其他的身体疾病的学科有着很大的差异。口腔修复并不是以疾病作为讲解的主要内容，也不是围绕病因、病理、诊断、治疗和预防为体系的治疗学科。它是一种围绕修复体展开的体系，可以用来讲授各种修复体的设计原则和受力情况，明确各种修复体的具体操作方法和步骤等。因此，在口腔修复的教学过程中，需要采用实物展示的方式来进行知识的讲解，防止因为出现过多的新词和新概念以及新技术，学生们理解不了。结合实物、模型或者音像等方式进行课程的教学展示，让学生在大脑中形成一种认知，能更好地与新知识连接起来，这样就加深了学生对于新知识的记忆和印象。

（二）理论讲授要透彻明了

口腔修复学具有很强的理论特征。理论课的教学不仅应使学生意识到这一点，而且还应使学生知道其原因。牙列缺损和缺失是常见且经常发生的疾病。可摘局部义齿、全口义齿、冠和固定桥是常规的修复方法，这对口腔修复的教学来说是至关重要的。牙齿的缺损、缺失和畸形是不同的，并且总是在变化的。因此，为各种患者设计和生产功能美观的假体，以使其在受到各种咀嚼压力时不会被遗漏、掉落，保持稳定、平衡而且紧固耐用，设计师和制造商必须了解并掌握修复体设计和生产的原理，以及解剖学、生理学特征和牙科的基本理论。近年来，随着社会的进步和科学技术的飞速发展，不同学科之间相互交叉和渗透。新兴的边缘学科、生物力学与牙科修复术紧密结合。许多研究人员已经使用生物力学的方法来分析和研究牙齿中力的分布问题，并取得了令人满意的结果，这就为优化修复模型和保护基台提供了理论依据。随着牙科基础学科的深入发展和新学科的创建，牙科修复体逐渐与口腔生物化学、免疫学、微生态学等相结合，医者对高质量的修复材料进行了研究，并不断提高其质量。口腔修复学还提高了人们预防口腔问题、增强口腔保健的意识，促进了医者积极研究口腔微生态平衡和口腔修复病变的发病机制，以预防龋齿和牙周疾病的发生。通过理论课的学习，可以使学生充分融合课堂知识，并严格理解其基本理论和知识。

（三）课堂语言力求生动风趣

鉴于口腔修复学理论性强，教学内容极为抽象的特点，口腔修复学理论课课堂教学的语言应力求生动感人，以激发学生的学习兴趣，充分调动学生主动思维的能动性。在理论课课堂教学活动过程中，教师是主体。教师除认真讲解重点、难点，不断充实教学内容，掌握专业和相关学科的新动态、了解新进展，给讲课内容不断输送新鲜血液外，还应注意课堂教学语言的生动风趣，做到讲话不拖泥带水、枯燥无味，让学生听着听着就打瞌睡。应使自己的语言风趣、幽默、精辟，让学生在整堂课上自始至终情绪高昂，思维活跃，轻松记忆和理解教师的讲授内容。例如把口腔修复学每个章节的内容，按照教学大纲的要求，分为掌握、熟悉和了解几个层次来要求学生，尤其对学生必须要掌握的基本理论又可分为一至五个"星级"。每每讲到这些"星级"问题时，就首先强调学生要高度注意，讲授完了之后，再讲一段幽默或风趣的小故事或生活趣闻，让学生们轻轻松松地笑一笑，然后带领学生再把刚才讲过的重点内容重新复习一遍。实践证明，这样做的教学效果要比枯燥的讲解好得多。在讲课过程中，还应随时观察学生的神态及情绪，一旦发现有学生出现情绪低落或对有关问题产生疑惑时，就应注意从讲课语言的神态、口吻、方式等各方面加以调整引导，不时地使用一些形象幽默的比喻，把抽象枯燥的概念形象生动化。并且应注意使用启发式教学方法，让学生在课堂上始终跟着老师的讲解进度积极主动地思考，充分调动学生的主观能动性。遇到难以理解的问题，发现大多数同学出现疑惑时，就应该暂停，做一些详细的讲解，或将问题暂搁一边，讲一件幽默风趣的事，重新调动学生们高昂的情绪后，再讲解一遍，大多数学生就会恍然大悟，问题也就会迎刃而解。

（四）教学内容要紧跟学科的发展

口腔修复学的发展与其他学科的发展紧密相关。除了与牙科临床学科和基础学科相关之外，它还与诸如材料学、物理、化学、力学、光学、精密铸造、电子、生物力学和计算机生物医学工程等各个学科的发展紧密相关。这些相关学科的不断发展将促进口腔医学和口腔修复学的快速发展，这种跨学科和综合性的学科融合将拓宽牙科修复学的研究领域。新的研究方法和新材料及新技术的使用，给口腔医学的发展和进步注入了生机和活力，也进一步促进了口腔修复学的快速发展。但是，目前正在使用的高校编写的教科书已经出版了很多年，许多教学内容已经跟不上该学科的发展。如果教学内容没有随着临床应用进行及时的更新和充实，必然会影响学生的学习兴趣。因此，作为口腔修复学的教师和从业者，必须及时学习和了解国内外有关该学科的最新发展动态，了解和理解新理论、新材料的开发现状和趋势。从而为学生提供最新的发展动态和方向的信息，帮助学生开阔视野、拓宽思维，始终站在学科发展的最前沿。只有这样，口腔修复学的理论教学内容才能具有新鲜性，才能使学生在学习过程中始终感到新奇，并能调动他们的学习热情和兴趣。

（五）教学手段要不断改进

现代科学技术的发展和新产品的不断出现，为现代医学教育提出了考验。在当下的现代技术背景下，如何提高教学质量、降低教学成本，促进学生学习主动性的提高，是每一位教育工作者要思考的问题。现在的口腔修复教学工作还存在着诸多困难。例如：①上课时技术操作训练需要课时费。②直观的教学手段比较缺乏，在课堂教学过程中全部依靠教师多年的经验。③留给学生可以看的视野范围非常小，很多人看不到教师在课堂上的演示效果。④口腔修复工作需要无视觉的训练课程，否则在实际操作过程中难以保证牙体的美观和实用效果。为了克服上述种种困难，我们需要尝试使用多种技术手段，增加学生对信息和感官的刺激，增强学生的记忆力。目前通过在几个学校进行的教学实验结果来看，在口腔修复的过程中引用多媒体的教学手段可以为教学提供很大的帮助，并显示出来很好的教学应用前景，有助于彻底改变传统的教学模式，让口腔医学的教学手段更加现代化。

（六）理论教学要与实践操作紧密结合

口腔修复学是一门实践性很强的学科，其特点决定了本学科在学习过程中不可能只是单纯的掌握理论知识，还需要具备很高的操作技能，理论和实践操作都是不可或缺的。

口腔修复学的教学目的就是让学生在牢固掌握本专业学科的理论知识后，能通过自己的亲手操作制作出精美、合适且牢固耐用的修复体，帮助那些牙齿有着缺损或者变形的患者去除烦恼和痛苦。因此，对口腔疾病的修复离不开娴熟的临床手法和技术。因此在口腔修复学的教学过程中，既要保证学生学到了扎实的理论知识，也要帮助学生多多动手实践，养成良好的动手实践能力和独立思考能力。尤其是在实验课的学习过程中，更需要学生多做多练，将学到的理论知识应用到实践操作中。只有反复的练习和操作，才能学到真正实用的知识，也才能在实际的工作中应用自己所学的知识。

（七）积极推广课堂讨论教学法

为了充分调动学生的学习热情，及时且适时的使用课堂讨论方法是非常有效的。每当学习内容达到某个阶段时，教师都需要根据学生学习中的困难、疑惑和感兴趣的问题，提出讨论主题；学生要根据题目，自己去查阅参考书和教科书，并根据选定的主题准备讨论稿或者提纲；学生可以在小组讨论过程中提出自己的想法和疑问，同时提出难点以进行讨论；最后，老师会做一个全面的总结。

实践证明，课堂讨论是学生对课程内容理解程度的全面反映，也是学生知识理解能力和综合分析能力的充分体现，使学生始终能够积极思考、独立探索并完成教学任务。这种学习方式打破了课堂上做笔记，课下背笔记的旧教学方法。它极大地激发了学生对学习的兴趣，扩大了知识的广度，并迅速提高了学生的技能。很多学生反映，课堂讨论教学有助于深化和推进本课程内容，并且可能会发现并提出一些新问题。通过讨论和辩论，每个人都会对一些模糊的概念有清楚的了解，也可以让每个人看到自己知识掌握的不足，有利于每个人的进步。

课堂讨论为学生提供了练习的好机会，激发了他们的学习热情，并活跃了课堂气氛。这也有利于培养学生的自学能力，有助于培养学生的思维和语言表达能力，值得推广。

二、实践课教学探索

口腔修复学主要包括三大方面，其中包括理论学习、实验教学和临床教学三个部分。而实验教学是实现理论联系实际，帮助学生加深对理论学习的重要方式，也为学生走向工作岗位奠定了扎实的专业基础，这是基本技能培养的关键环节，起到从书本到临床的过渡作用。因此，实验室教学在整个口腔修复教学过程中有着十分重要的作用。下面，根据笔者多年的口腔修复教学经验，把与口腔教学实验相关的一些探索总结如下。

（一）充分认识实验课教学的重要性

口腔修复学应该要求学生在掌握了本专业的基本理论后，在实践中真正通过自己的双手为患者制作精美且耐用的修复体。因此，口腔修复学的教学应使学生掌握基本理论、基本知识和基本学科技能，同时注重培养学生的实践能力、独立思考能力和独立工作能力。口腔修复教学包括三个部分：理论教学、实验课学习和临床学习三个部分。在口腔修复实验课的教学中，要通过模拟患者真实的口腔环境，完成规定的诊断和修复操作。实验课教学有着重要的意义和作用。一方面实验课教学可以帮助学生将学到的理论知识应用到实践中，加深学生的理解和记忆。另一方面，实验课学习是学生以后走上工作岗位的必经之路，只有在实验课中奠定了良好的基础，才能在工作岗位上游刃有余。因此，教师应该充分认识实验教学的重要地位，重视实验教学，提高实验教学水平，让学生严格掌握基础理论、基础知识和基本学科技能，从而为临床实践打下良好基础，帮助学生在进入临床实践后更快地适应教学环境，尽早地开展临床实践。

（二）明确实验室教学的主要任务

口腔修复学课程的基础理论深广，实践性和技术性要求高，不仅要求口腔修复医师有较高的理论修养，并且要求他们在实践中能为患者排忧解难。因此，注重培养学生的基本技能，毫无疑问应该是口腔修复学实验室教学的中心任务。为了圆满完成这一中心任务，在安排实验课内容时，侧重选择了可摘局部义齿卡环和支架的弯制、蜡型雕刻；全口义齿的咬合记录和人工牙排列；嵌体、3/4冠、全冠和桩冠的牙体预备、蜡型制作；前牙光固化树脂美容修复技术操作；简单固定桥和整体铸造支架等。这些都是临床上最基本、最常见的工作内容和技能。通过教学，把实验课的内容和临床教学的内容有机地联系起来。另外，将某些模型实验课改为临床训练，例如让学生互相在口腔中制取模型，学生可以根据口腔和牙弓情况选择托盘，加添和调改托盘的边缘，调拌打样材料；口内进行肌功能修整，调拌石膏，灌注模型等。又如改塑料牙为离体牙，制备高嵌体、全冠和桩冠，离体牙更为接近口腔内的牙体状态，使学生操作中有接近临床实际的体会。此外，还可采取预约典型病人的方法，如预约无牙颌病人，进行咬合关系的求取及颌位关系转移示教，让学生实际操作，加深理解体会；预约前牙光固化美容修复病人，示教后让学生亲自操作或相互修复，达到严格掌握酸蚀技术和整个光固化美容修复操作的具体步骤方法、技术要领及一些美学知识。在实验室教学中要求的基本技能，几乎包括了口腔修复临床的基本技能，重大差别是实验室教学主要在模型上操作训练，而临床教学在患者的口内进行。实验室教学结束前，学生们都具备了最基本的技能和一定的实践能力，增强了自信，绝大多数学生消除了面对患者的畏惧感，为进入临床实习奠定了良好的基础。

在实验室教学中不能忽视的另一项任务是逐步培养学生强大的专业思想和良好的医德医风。从实验室研究到临床实践，是培养学生的专业思维、专业技能和职业道德的重要时期，并且对学生毕业后进入社会有重大影响。在教学中，要求指导教师树立榜样、严格自律、以身作则。在传授专业知识和技能时，教师必须注意传道工作。要以良好的医学品德，培养学生的职业道德。要求学生将实验室当作诊断室，将模型当作患者，并谨慎使用模型。模型护理就像患者护理一样，允许学生进行模拟练习，培养学生严格而认真的工作态度，并在教学的实验阶段多鼓励学生。教师要督促学生认真学习，练习基本技能，提高实验课程的教学水平，为临床实践打下良好的基础。

（三）正视实验室教学存在的问题

在口腔修复学的教学中，实验课教学具有非常重要的地位。然而，很长一段时间以来，实验室的教学效果并不令人满意。实验课的老师大多认为学生在学习过程中比较被动，学生对理论知识缺乏透彻的理解，对老师讲解的理论知识都处于盲听的状态，并没有真正地去理解和参与。一些学生甚至连课前复习都是敷衍了事。因此，在上手过程中，学生只知道模仿老师的教学行为，而常常无法做到举一反三。

同时，学生还反映，理论和实验课程的教学大多数时候都是教师的直接灌输，留给学生思考和讨论的空间很小。许多理论课已经取代了一些必要的实验课和实践操作，这不利于学生技能的培养。个别的教学老师对体验式教学的重要性了解得不够，导致他们忽略了实验室学习，不利于学生技能的培养。随着实验室设备和教材成本的不断增加，实验室教材相对稀缺，设备更新缓慢，无法满足学科发展的要求。结果，实验室条件相对落后，学生表现机会相对有限，不利于培养学生的基本技能。简而言之，实验室教学中仍有许多问题需要解决，我们需要及时发现和解决这些问题，以不断提高实验室教学质量。

（四）积极探索和改进实验室教学方法

1.调整教学内容，突出实用特点

在口腔修复学教学内容安排上，应重视教学内容的实用性，大胆地增删部分不合适的教学内容，强化基本技能培训内容。在掌握必要的基本观点、基本知识的基础上，重视理论知识同实际操作的衔接，让学生在操作方面多下功夫。在理论教学方面，贯彻少而精的原则，少讲满堂灌的大课，多讲结合实际的小课，将理论教学与实际操作的比例提高到1∶2，个别章节提高到1∶3。重点讲解可摘局部义齿修复、全口义齿修复、牙体缺损固定修复、黏结法修复及牙列缺损的固定桥修复，而将颞下颌关节病矫形治疗、颌面缺损的修复治疗、即刻义齿、覆盖义齿、高频铸造、烤瓷技术、种植义齿、CAD/CAM技术、口腔修复美学等新技术内容作为专题讲座。这样既强调了学习重点，又增加了知识的广度；既拓宽了学生的视野，又激发了学生对学习的浓厚兴趣。将部分理论知识同实验教学相结合，在实验课中进行融汇讲解。授课老师根据教学大纲的要求，重新组织和编写了合乎实用性特点的实验指导。实践证明，这些做法更有利于学生对该专业课的学习。

2.重视基本理论，强化基本操作

对于整个技术操作过程的教学内容，应注重实物学习，侧重于实际操作，辅以小组讲座，侧重于基本技能的培训。实验前，首先解释本章的要点和难点，发布一段有关学习实验的视频，老师将对实验过程进行分段示教，有时还会展示一些有关具体实验过程的幻灯片，然后穿插在实验中，进而激发教学效果。在实验开始之前，要保证学生对将要进行的实验过程有大致的了解，才能让学生开始进行实验操作。根据小讲解——示教——实际操作——分析小结——反复实践——理论总结这些步骤，一步一步进行，从而使复杂而困难的操作变得简单明了。学习到的理论知识将被吸收到实验班中，以克服高结果、低能耗的现象。经过反复练习，学生加强了基本的操作程序。在实验过程中，教师反复学习，及时发现并纠正错误，及时进行分析和总结，使学生掌握正确的操作方法，并能迅速适应临床医学技术的实际工作。

3. 在课堂前做好充分的准备，以确保实验教学的质量

实验课程能否顺利进行并达到预期效果，通常与上课前的准备紧密相关。负责实验准备的实验人员的专业能力和责任心是完成此任务的关键。为了不断提高实验人员的专业水平，要求实验人员定期听课，并参加教师的集体备课过程，以讨论每个实验班现存的问题或潜在的问题，并制订适当的对策和改进措施，以提高实验课的教学水平。尽管实验班上课时间长，任务艰苦，人员少，但由于老师和实验人员之间的密切合作，加之老师提前准备的教学计划，并在实验前一周准备实验，进行总结，保证了实验教学的质量。

4. 坚持实验室教学的标准化与规范化

在实验室教学中，有必要统一教学内容、绩效标准和教学时间。可以把小型讲座与理论课堂教学相结合，既详细阐述了最基本的要求，最终又对整个课程起到了重要的作用。尤其是当实验课的内容比理论课领先时，小型讲座将更好地引导学生入门。在标准化实验室教学中，重点是发展学生的基本技能和实践技能。教师应要求每一个学生进行课前预习，并试图追问每个操作步骤和预防措施的原因。如果学生真的知道它是什么及为什么，那将有效提高学生分析和解决问题的能力。为了全面促进学生基本技能，可以采用学生交叉教学的方法。一位老师可以指导所有学生，一位学生可以受教于全体教师。对于学生来说，可以从他人那里学到更多，并从他人身上学到很多。具体方法是以统一的内容和标准作为前提，对每组学生进行跨境教学。就标准化的教学内容而言，不同的教学者可以让学生学习到相同的基本技能，并领会到不同的表达方式和风格。随着教师教学任务的完成，他们自身也可以得到改进、提升，对于他们的教学和工作将产生极大的益处。

5. 充分调动学生的主观能动性

为了充分调动学生的学习热情，可以在适当的时候，让学生主动报名参加实验室教学，然后教师针对学生不懂的问题进行解答。在老师的组织和指导下，学生可以组织一次集体的课前准备并共同讨论，要确定讲授的内容、重点、操作步骤和讲座的注意事项。教师应总结先前实验课程的概念和操作中经常遇到的问题，并在授课中指导"小老师"，加以强调，并与同学提出问题或讨论。同时，鼓励"初级教师"使用创新的教学方法，以达到最佳的学习效果。

在一些实验课程中采用这种教学方法后，学生可以充分发挥自己在学习活动中的主要作用，一方面活跃课堂气氛，另一方面使学生对所学知识及相关问题产

生深刻的印象，从而能对相关的问题做出进一步的强化和讨论。这不仅会鼓励学生充分理解知识，拓宽知识面并纠正暴露的错误等，而且还有助于学生发挥创造性思维，展示自身的自学、应变、组织和口才等方面的能力，提高他们的综合素质。

第二节　多媒体技术在口腔修复学教学中的应用

一、口腔修复学实现计算机辅助教学的优势

近年来，多媒体技术的快速发展，给医学教育带来巨大的变革。CAI 课件（computer assisted instruction）即计算机辅助教学，利用计算机帮助或代替教师执行部分教学任务，传递教学信息。多媒体技术的引入无疑会给口腔教育的发展带来美好的前景。口腔医学教育的特点表现为实践性强、设备种类多、涉及学科门类广，与其他医学教育有很多的不同。它特别强调能力的培养，要求培养的学生既有扎实的基础理论知识，又有熟练的基本技能。尤其是口腔修复学涉及医学、材料学、冶金学及工艺学等多门学科，应用设备小到牙钻针，大到烤瓷机、高频铸造机等百余种仪器设备。按照传统的教学方式，老师在上面讲，学生在下面听，学生很难理解和掌握修复体制作技术。传统的学习方式是阅读书籍，书籍中只有文字、图片，这种传统的表现信息的形式较为单一，缺乏生动性和表现力，而且查阅和保存也有诸多不便。计算机辅助教学（CAI）改变了传统的教学模式和学习方式，实现了以学生为中心，使教学成为师生交互式双边活动，促使教师的观念和行为发生深刻的变化，促进了与学生之间的交流合作，改变了传统的师生联系和交往的方式，能大大提高教学效率和学生实际能力，优化了教学内容、教学方法和学生的学习方式，因此，CAI 是一条很好的教学途径。

多媒体技术的应用，并不是综合运用各种传播媒体，而是将各种不同的口腔医学知识与媒体所记载和表达的信息融合为一体，并自如地分解、组合，通过数字化技术的发展和广泛的运用来实现的。与多媒体技术相结合的 CAI 能给学生提供逼真的学习环境。在此环境中学生不仅成为信息的接收者，而且是教学过程的积极参与者。CAI 调动了学生学习的积极性和主动性，提高了学生的学习效率。在这个系统中学生成为学习的主人，依据自己的能力和按知识掌握的状况自定学习进度，还可以根据自己的特点选择不同的学习方式，如个别化学习、合作学习、竞争学习等。多媒体 CAI 可做到声图并行、音像并茂，把形象与语言结合起来，使学生同时接受到文字、声音和图像信息，把他们视听触等感官全部调动起来。

提高他们的学习兴趣。随着口腔医学教育信息的电子化、网络化和口腔专业教育的现代化，口腔医学教育必将进入一个辉煌的时代。

计算机多媒体系统可完全模拟临床教学工作状况，如在临床教学进行颌面外科手术前，可将病员的有关资料录入计算机，将术前、术后的全部情况显示在计算机上，对手术的过程也能模拟进行，使医师和病员对术后疗效有一个预设，促进医师和病员的交流和理解，使病员更好地配合医师进行治疗，消除病员心理上的障碍。手术过程也可以通过模拟的方式在计算机上进行，教师对学生逐步讲解，学生通过视听的接触熟悉全过程，形成直观的初步印象，为将来参加手术奠定一定的基础。在口腔修复学的实验室教学中，可模拟病员的情况，进行牙体制备，完成修复，预测修复疗效。当学生在操作过程中出现失误，计算机可出现提示性图像和语言，如在全冠牙体制备牙体切削过多，导致某个部位穿髓，显示器上可出现出血等提示性图像，同时语音系统给予提示。在制备完成的牙体上，计算机可通过标准的检测系统给每个学生一个评价，并标示哪些部位不符合要求以及正常的标准。在全口排牙时，当某个牙超出应在的范围时，计算机语音会给予提示，同时图像给予正确的标准，使学生知道在什么地方出现了失误，为什么出现失误，以及正确的操作，在完成全部步骤后计算机会给予一个总的评价以及评价的依据，使学生充分认识到需要改进的地方和原因，这样可以客观地对每位学生的每个学习内容做一个总结，同时减少了教师的工作强度，增强了学生的自信心，对促进教育质量的提高具有积极的作用。

计算机多媒体系统具有可复制性，可制成光盘，也可通过网络系统将有关资料传送到世界各地，对资源共享、相互交流、促进发展有重要意义；同时在计算机高度普及的今天，学生可随时随地利用软件进行学习，对在上课时未完全理解透彻，未能熟练掌握的知识、技能、技巧，可利用自己的时间主动地学习，这样客观上也提高了学生学习的主观能动性。

CAI课件电脑教学软件实际上是把教学知识转化为对学习者的感官能有效刺激的信号。它包括了语言符号（语音、文字）、非语言符号（图片、图表、动画、视频等）以及混合符号（语音配图或影像等）。教学软件内容是各种信息符号的有机组合，是使知识生动化、直观化、形象化的表现媒介，是教学目标在多媒体教学过程中的具体呈现。实验证明单靠听觉可获得知识的60%；单靠视觉可获得知识的10%；而视听并用可达到36.3%以上。就保持3天左右的记忆率来看，单用听觉是15%，单用视觉是40%，视听觉并用是75%。因此，计算机辅助教学成为课堂教学改革的一种重要模式。概括起来，多媒体教学的优越性有以下几点。

（一）运用多媒体教学可充分体现教师的主导作用

现代媒体不仅是知识信息的载体，而且是规范教学的有效工具。教学大纲是由教师根据学生的科学认识规则和不同层次的知识结构进行设计和编写的，具有很强的针对性和实效性。此外，教师要根据教学过程，采用适当的教学方法，这样不仅可以优化班级结构，而且可以使教师在教学中占有一定的领导地位。学习软件可以完成灵活的互动操作。软件中汉字、图片、动画和视频的呈现次序，主要取决于教学需求，以便更好地反映学习目标和教学方法。适当的交互式视频显示、音频、照片、文字和动画，可以以多种方式调动学生的感官刺激，增加学生的学习兴趣，活跃课堂气氛并调节教学进度。其中，图片、视频和动画具有清晰的图像，可以突出显示高光并减轻困难。文本信息的简洁、规范，可以克服教师板书的刻板和限制，进而节省时间，提高工作效率。好的教学软件不仅可以反映学科的基本概念和核心原理，而且可以反映时代的氛围，紧跟时代的步伐，并适时地反映学科的新成就和新发现，强调包容性、系统性和整体性。

（二）利用多媒体学习可以更好地发挥学生的主体作用和主动性

师生是传播教学信息的两个重要主体。教师是教学的领导者，而学生则是教学的对象和学习的主体。只有充分发挥学生的主动性，使学生对于课堂内容产生浓厚的兴趣，才能取得更好的学习成果。在好的课程中，制作者通常会在一定程度上创建学生自主学习、主动掌握知识的学习环境，动员学生进行积极参与，并将学生从被动接受转变为主动探索和进取。在教学过程中，视听等学生的不同感受一直处于高度兴奋状态。学生期望拥有大量的知识，并积极参与学习的整个过程，自己主动去探索，进而发现问题和解决问题，这样做可以使学生从无意识学习变成有意识学习，从自觉学习到不知不觉地学习。

（三）运用多媒体教学可促进学生多种能力的提高

随着教育观念的变化和更新，在口腔修复学教学中，在要求学生掌握基本知识和基本技能的同时，学生智力的发展和学生技能的培养越来越受到重视。多媒体使用可以促进学生观察和思维能力的培养。教学大纲中的大量图片、动画和视频的使用是提高学生观察能力的关键手段。在展示图片、动画和视频之前，老师根据图片提出一些具有引导性的问题，突出要观察的要点及观察程序和方法，并指导学生学习观察、分析、总结，并建立小知识网络，从而培养学生获得科学知识的能力。此外，多媒体的独特形状、声音和色彩等多种功能的有机融合不仅可以延长学生的注意力，而且可以培养学生敏锐的观察力和深度思考能力，使学生能够准确理解知识的关键点和难点，认知能力和抽象思维能力也可以得到全面提高。

二、口腔科学多媒体课件的设计与应用介绍

（一）多媒体课件的结构设计

多媒体课程可供教师和学生使用。在设计中，教师使用部分和学生使用部分可以分别设计或单独设计。由于教师主要在教室中使用投影仪在屏幕上进行投影，因此屏幕的效果不同于计算机显示器上的效果。如果在使用过程中教室环境光线较强，则显示效果可能会很差。因此在课程设计中，尽量用深色背景、浅色文字，字不应太小，页面框架不应太复杂，总体的设计应简单明了。在教室中，如果有老师的解释，就可以相应减少页面上的文本，以提供更多的空间来显示图片。学生可以在结构和功能上相对更多地使用该版本。由于学生的个人使用主要是在电脑上进行的，屏幕分辨率高，图像清晰并且颜色限制小，可以添加更多的按钮和热区，以促进更多的交互，并且在文本中也可以适当扩大篇幅，使问题更加详细。

（二）课件版面中色彩配置及页面设计

教学用的课件设计可以根据内容的特点进行个性化的设计，可以采用美观、大方、和谐的设计背景。为吸引学生的注意力，老师进行课件设计的时候要多采用一些醒目的色彩，尤其是教学用的课件，应该避免使用很轻快的背景，尽量选择一些素雅的颜色作为背景颜色，这样才能使内容与形式更加统一，从而提高学生的学习兴趣，避免学生产生厌烦情绪。

在课件设计中，根据不同的教授内容，可以设计不同的页面结构。比如，在《口腔解剖生理》和《口腔黏膜病》课件中，由于需要大量的图片加以展示，为了不缩小画面面积，不影响视觉效果，我们对于文字部分可采用类似弹出对话框的形式，在需要时通过交互将文字面板弹出，使用后随即擦除，将学生的视觉始终吸引在展示的图像上，使其对临床表现等形象的内容有一个深刻的印象。在《拔牙术》课件中，由于所介绍的器械较为简单，没有复杂的结构，在页面设计中采用传统的图文并茂的形式，在展示图像的同时进行说明，之后以单独的章节采用动画和录像的方式将具体的操作过程完整地介绍给大家，使学生有一个整体的认识。

（三）课件中动画、影像的使用

一套高质量的计算机多媒体学习程序应具有信息量大，声音、图像、影像资

料、动画清晰生动、交互性好的特点。动画和视频的使用是反映多媒体功能的最佳方法，也是能让人们产生新奇和兴趣的事物。在口腔科的教学内容中，实际的操作过程中会有很多情况出现，有些是出人意料的。大多数学生没有接触过临床实践或临床经验较少，他们缺乏器械识别和使用的知识，这时候就可以采用动画和影像的方式，向学生全方位地展示器械的特性和操作方法。同时，随着使用方法的具体操作，教学内容也会变得更加生动直观，加深学生的理解和记忆。对于口腔黏膜病的教学，可以使用大量图片材料来进行表达。这些图片资料大多数都是几代人在临床实践中积累起来的宝贵资产。一些疾病在临床实践中相对罕见，通过全面地展示成像，可以帮助学生对各种疾病有系统的了解，也可以弥补实际临床教学的不足。

（四）理论教学与临床实践相结合

口腔科学是一个应用性和实践性很强的学科，它要求在教学过程中更加重视学生临床实践的培养。学校可以利用多媒体的教学手段弥补生源大、学生多的教学问题，也能有效避免教学质量的问题。因此，在进行课件内容的编排时，应该注意在对理论问题进行详细阐述的同时，要广泛调用临床声像资料，并在每个环节学习结束时，让学生及时接触到临床的实际操作，这样才能防止理论与实践的脱节，更好地将所学的知识应用到实践中。

（五）多媒体课件的应用模式

教师的教学课件是适用于课堂教学的，课件教学与传统的教学模式相比，具有突出的优点。它可以将传统课堂教学中不容易表达清楚的东西，通过课件的形式形象生动地表达出来。此外，应用多媒体课程可以节省在黑板上写字的时间，提高单位时间内的教学内容和教学质量，并使老师的讲座和学生的听课变得非常容易。学生版适用于课外课程和扩展学生的知识面。口腔科学是一个以实践为导向的学科，仅通过课堂理论教学远远无法学习到口腔课程的精髓。通过多媒体教学可以帮助学生与教师之间有更多交流的机会，有利于学生能力的提高，可以满足学生学习的兴趣和好奇心。

（六）对教师思维模式的影响

多媒体教学是一种全新的教学方式，同时也催生了教师全新的教学理念。多媒体教学以计算机为依托，立足全方位和多角度的教学手段，形成了一种交互式的学习模式。多媒体教学课件的使用，促使教师必须掌握计算机的基本技术，而且要对自己以前的教案进行重新的编排和设计。这样能使学生在课堂上获得更多的知识，也能使学生对知识的学习有一个渐进的过程，有利于创新型人才的培养。

总之，近十几年来，计算机技术的飞速发展，多媒体技术及网络技术的迅速普及，为口腔科学教育改革及教育的现代化提供了良好的基础。多媒体教学及多媒体网络教学在医学教学、教学管理、远程教学、继续医学教育等多个领域都有着广阔的应用前景，它使教学呈现出崭新的面貌，为临床教学的质量带来了飞跃。

三、多媒体教学中应注意的问题

（一）合理掌握多媒体教学手段的运用尺度

在教学中，越多的运用多媒体手段，效果就会越好吗？事实并非如此，如果一拥而上地追求先进手段，往往容易使手段异化为一种目的——为使用多媒体而使用多媒体。其实，多媒体教学的本质只是为达到更好的教学目的的一种现代化辅助手段，其运用原则也应该是从需要解决的问题和教学出发，合理设计教学，辅助教学。同样，多媒体教学同任何一种教学手段一样并不是万能的，都存在一定的自身的局限性，如果在整个课堂上仅仅运用多媒体教学，反而会使教学手段单一化，也不利于学生全面素质的培养。

（二）认识当前多媒体课件编制和运用中的不足

笔者曾对某学期所授课班级做过一次课堂调查：你是否更喜欢多媒体课堂教学？结果却令人吃惊，超过 70% 的同学持怀疑和否定态度，提出了节奏太快、实际掌握知识程度不如黑板书写等。这其实反映出一个问题——并不是学生不接受新的教学方式，而是现阶段的多媒体教学在内容、手段和方式上存在很多不足之处。

要把多媒体技术发展为一种先进的教学手段，教师首先应该在多媒体课件的编制和运用中认真思考怎样体现其内在的特性和优势，塑造其活的灵魂，照搬以往的教学方式于多媒体课件中，或者只注重多媒体的方式，不注重实质内容的更新，都是不利于多媒体真正为教学服务的。

反思现在的多媒体课件的编制和运用，突出存在着以下不足：①很多课件的内容设计并不完善，或者原始积累不够，素材不足，整个课件内容简单、容量较小；或缺乏有效的组织和提炼，只是大量堆砌教科书内容，课件繁杂、呆板，重点不突出；或在设计中没有发挥多媒体交互性的功能，课件的功能只注重了知识的传递，却不能起到引导教、学之间信息反馈和交流的作用。②课件缺乏针对性，授课目的不明确。比如，在课堂上，学生思维习惯于教师授课的内容逐层展开，故"流水化"循序渐进的课件设计较为理想；而针对课后自学式的课件则更适合于提纲菜单式，以利于学生自定进度和内容。但当前很多课件的设计思想中往往忽略了对授课目的的综合考虑。③课件设计过于花哨，大量追求视听效果和多种媒体的运用，但实际授课中却容易分散学生注意力，干扰其对教学内容的理解。④课堂运用多媒体课件教学时，缺乏对教室声音、光线等环境因素的综合考虑，而且常常存在满堂"拉洋片"的快节奏讲座式教学现象，学生一节课下来，不仅视觉和思维疲惫，所记到的笔记和留下的记忆也不多。

（三）发挥教师在多媒体教学中的主导地位

实施多媒体教学以后，教学过程在很大程度上得到简化，教师也不再是传统意义上的教学主体。但是，并不应该由此就认定"多媒体为中心"或者"CAI至上"。事实上，多媒体的出现，并没有弱化教师的地位，反而对当今和未来教育的教师提出了更高的要求，也提供了更广阔的创造空间。

一位教育学家曾指出：教育过程中的核心问题是教师与学生之间的相互作用。教师的地位已从学生知识的主要来源变为了知识的组织者、学习的引导者。虽然学生也可以通过多媒体进行自我教育，但是教师仍然需要对课件的教学内容精心设计、对教学结构与方式组织革新，使学生从多媒体课件中能学到理性认识；而且，教师在课堂上通过娴熟的教学语言、手势、表情等对教学内容和重点知识进行阐述，师生之间面对面进行交流和探讨，以及教师在传授知识的同时，对学生学习态度、道德认知和人生观的指导，是任何多媒体手段都无法达到的。

所谓"师者，传道授业解惑也"，无论在什么时代，无论教学手段达到何等先进的地步，这句古训说到的教师的含义也永远不会过时，只会顺应变革而变化。

第三节　口腔修复医学的新发展与教学思路的转变

一、现代口腔修复学的新进展

现代科学技术的发展，给口腔修复学的发展注入了生机与活力。多学科的交叉、综合，拓宽了口腔修复学的研究领域，新的研究手段和新材料、新技术的采用使口腔修复学有了较快的发展。

（一）基础研究

口腔修复学属于生物医学范畴，生物力学、生物机械学和生物工程方面的进展直接影响到口腔修复学的发展。相关学科的研究成果已逐步服务于口腔医学研究，主要表现在以下几个方面。

（1）生物力学研究：应用各种应力分析，分析义齿及其支持或覆盖组织的应力分布情况，以减轻组织损伤，延长修复体使用寿命，使修复体能充分发挥功能。如有学者通过对下颌骨强度、密度的研究，进一步搞清骨组织的变化实质，发现人体下颌骨强度性质具有显著的方向性，不同的方向或不同的加载方式所测强度不同，髁状突顶端与其颈部的骨密度存在明显差异等。常用的应力分析方法有光弹应力分析、有限元法应力分析、激光全息应力分析等。

（2）牙齿冠宽度、咬合特征变异遗传研究：表明牙齿冠宽度明显受遗传因素的影响。

（3）国人牙冠色度研究：在综合外国人色度测量的基础上，结合中国人牙冠特点，制成具有临床使用价值的国人牙色比色板。

（4）植入体与组织的结合机制：植入体可长时期地支持修复体，但骨、龈组织与植入体间的界面附着结合机制正在研究中。骨内种植体成功的先决条件之一，是获得及维持种植体表面的牙龈良好附着。目前研究表明，国产纯钛能够与牙龈上皮形成良好界面，这一进展将对临床成功应用种植体起到重要作用。

（5）冶金学研究：对目前修复体常用的含镍、铬、铍合金的生物相容性需要继续研究，除考虑其生物相容性外，还需兼顾适配精度、易加工、防锈、保持色泽等多方面性能。含钛合金被认为是很有希望满足要求的材料。

（6）𬌗学理论在口腔修复的临床应用方法：𬌗学理论在口腔修复临床应用的目的是使修复体更加符合患者的生理要求，使修复体建立在生理基础之上。研究方法主要有下颌运动轨迹描记仪、肌电仪、X线头颅摄影等。

（7）聚合物：已长期应用的人工瓷牙存在一系列问题尚待解决：①不易加工；②脆性；③不能与基托材料黏合；④造成对𬌗的真牙或修复体的磨耗。另一种常用的材料塑胶，则由于耐磨性太差难以令人满意。近年来出现的"拜耳"人工牙、多层色树脂牙、高丝磨人工牙等，可弥补上述二者的一些不足，但要达到与真牙相近的抗磨耗度，还需进一步研究。

（8）义齿与口腔微生态环境的研究：无论从开发高质量修复材料的研究，不断提高和改进修复体的质量和制作工艺方面，还是从预防龋齿、牙周病，加强口腔预防保健意识，增强义齿的适应性，延长义齿的使用寿命，充分发挥义齿的治疗作用，积极探索义齿所致口腔病变的发病机理特点及防治措施方面来讲，该研究都具有重要的理论价值和实践意义。高宁、余占海等人从不同角度，探讨了义齿与微生态平衡问题。

（9）注意全身因素及社会心理因素的影响：当代科学研究的重要趋势之一就是在高度分化的基础上进一步综合，医学研究也是如此，随着科学技术发展，医学分科越来越细，研究越来越深入，这往往造成重视局部忽视全局的观念。因此，必须注意局部和系统的关系，如系统性的激素（如雌激素）对无牙颌齿槽骨吸收的影响。随着传统的机体健康观念转变为生物——社会——心理模式，给口腔修复学注入了新的内涵。口腔修复体不应单纯看作一副假牙，更不能简单地看成是一个机械物件或工艺品，而应该看成是一个治疗装置，借此恢复患者缺损部位的形态和功能，矫正畸形，矫正功能紊乱，终止病变发展，同时满足患者生理、心理的需要，并融汇社会医学的内容，使修复体成为患者身上的人工器官。这个器官与患者的口颌系统和整个机体的生理环境、心理状态相适应。在口腔中存在着微生物、温度、温度效应和机械应力等作用的特殊环境，能长期无害地、和谐地为患者的身心健康服务，使患者既恢复机体健康，又对社会环境充满信心，恢复正常的社会生活，这是修复学被赋予的使命。如义齿的适应性研究、修复患者的心理学研究等。

（10）口腔修复美学的研究：现代人类物质文化生活水平的不断提高，使医学美学越来越引人注目。随着口腔修复学的发展，美学与传统口腔修复学的有机结合，对丰富口腔修复学理论，推动口腔修复医疗实践起着重要作用。口腔修复学理论与医疗技巧必须贯穿着医学美学的指导思想，开拓和创造口腔修复医学美，已经成为口腔修复学孜孜追求的目标。目前这方面的研究已引起广泛重视，有关专著已经或即将问世，如《口腔医学美学》《口腔颜面美容医学》《美容牙科学》《口腔颌面美容修复学》等。

（二）应用研究

（1）种植义齿研究：种植义齿与其他修复相比，有明显的特殊性，种植方法及上部结构使用的材料及临床形态设计的优劣，关系到种植的成败。目前所用的种植材料包括：生物材料钛制成的叶状种植体、螺旋形种植体、钛—生物活性玻璃陶瓷（Ti–BGC、钛—羟基磷灰石陶瓷（Ti–AHC 复合而成二段式圆柱种植体。

（2）金属烤瓷修复体的研究：①瓷层厚度对金属修复体颜色的影响。通过研究，华西医科大学得出如下结论：底层金属为镍铬合金时，瓷粉选用 Vita 瓷粉 B2 色时，不透明瓷的最佳厚度为 0.2nun；体瓷厚度为 0.8nun 或增加到 1.5mm，提示临床上应磨除足够的牙体组织，以提供不透明瓷的恰当厚度，并给体瓷留出 0.8mm 以上的间隙，使修复体颜色达到理想效果。②金属烤瓷修复体底金属研究。通过对新研制的金瓷修复体金属——CAI 合金（以 Ni-Cr 合金元素为基础，加入 Mo、No 合金元素强化奥氏体基体，再析出第二相进一步强化合金，定名为 CAI 合金）的临床应用，发现该合金与瓷的热膨胀系数相近，在口腔内生物相容性良好，无毒性，耐唾液腐蚀，不变色，有足够的强度和塑性，符合临床要求。

（3）全口义齿方面的研究：①孙廉教授提出将总义齿排列法分为 4 类，分别为解剖式上颌后牙先排列法；解剖式下颌后牙先排列法；解剖式上下颌牙交替排列法；无尖牙排列法。②中性区的作用。通过中性区排牙与传统式排牙总义齿功能的对比研究表明，中性区排牙，咀嚼效率无明显差异，但患者感觉更舒适，发音更清楚。③总义齿正中𬌗时前牙有无𬌗接触对义齿及其组织应力分布研究表明，正中𬌗前牙有𬌗接触时，使上颌腭基托前部横向接应力增大，增加了基托中线纵裂的可能；使前部牙槽嵴压应力增大，加速牙槽嵴吸收。认为总义齿正中𬌗时前牙不应有𬌗接触，以利义齿的坚固和支持组织的健康。④义齿基托适合精度。丙烯酸树脂基托的适合精度尚属满意。有研究表明，金属基托的尺寸精度更好，固位力也较好，但不易修改边缘及重衬，这限制了使用范围。⑤磁性固位覆盖总义齿，能增强固位和咀嚼效率，缩短患者的适应时间。⑥舌翼增强下颌总义齿固位和稳定。

（4）计算机辅助设计与制作（CAD/CAM）技术：用光学实时数据采集系统或利用专家推理方法所建立的计算机模型，参与义齿的设计与制作。其潜力在于：①节省牙科医师的时间；②提供高精度，开辟了口腔修复的新领域。

（5）桩——核——冠系列新工艺：新材料修复后牙大面积缺损，是目前临床上颇受欢迎的值得推广的修复方法。

（6）磁共振成像（MRI）技术：在对颞颌关节病的诊断中，作为一种检查颞颌关节盘的位置及动态的手段，是一种无侵袭、无损害、对比度高的检查方法。

（三）高新技术在口腔修复中的应用

①肌监测仪（MYO-montior73）治疗颞下颌关节紊乱综合征（TMJDS）。②MRI 在颞颌关节疾病中的应用，可更早更准确地诊断 TMJDS。③微波加热技

术应用于口腔修复。④计算机和 CAD/CAM 在口腔修复领域中的开发及应用。⑤快速自控塑料热处理制作义齿新工艺。⑥铸造玻璃陶瓷在修复中的应用。⑦语言信号微机处理系统的开发，为口腔领域语音障碍的研究，修复体修复后的语音清晰度的改善找到了一个处理手段，是一种灵活、运用范围广、分析速度快的声学分析方法。⑧八道多功能生理记录仪与计算机连接，建立肌电信号微机处理系统，可准确测量咀嚼肌与下颌运动的关系、肌电信号与性别的差异等。

（四）口腔修复材料的研制

①黏结剂不单独固化，有利于复合树脂与牙釉质的黏结，能提高强度。②含氧基结构（具有生理活性物质）的新型复合植入材料的研究。③铸造陶瓷及铸造玻璃配套包埋料的研制。④高强度塑料基托材料，这种材料采用可见光固化或热固化，其强度高，韧性好，耐久性强，颜色光泽逼真。⑤强黏结性修复用复合树脂。⑥植酸钙镁骨缺损修复材料。目前有关骨诱导成骨材料的研究尚在进行中。

（五）多学科交叉与合作研究

口腔修复学研究如果结合其他领域的专家、设备及课题进行，更易于取得良好成果。

以口腔修复目前获得很大成功的烤瓷系统、种植系统、美容修复系统为例，是在软硬组织生物学专家、物理学专家、冶金专家、工程专家、材料学专家、外科医师、美学专家、牙周病学专家和修复专家的共同努力下发展起来的。这一领域继续取得进展仍需更多的合作研究。

二、口腔修复学教学思路的变革

口腔修复医学的发展历史、现状及趋势，对现行口腔修复医学的教学模式提出了强烈的冲击，如何适应现代及未来口腔修复医学发展的要求，培养面向未来的高素质的口腔修复医技人员，提高教学效果，值得深思。

（一）站在学科发展的前沿

口腔修复学的发展与其他各学科的发展密切相关，除与口腔临床学科和基础学科相关外，还与材料学、物理学、化学、力学、光学、精密铸造学、电学、生物力学和计算机生物医学工程等各学科密切相关。相关学科的不断发展，将促进口腔医学、口腔修复学的快速发展。因此，作为口腔修复学的教师、医师应掌握与本学科有关学科的国内外发展的新动向，掌握和了解新理论、新材料、新技术和新仪器设备的现状和发展趋势，从而可以及时准确地给学生讲授本学科和科研的发展新动态和方向，帮助广大学生开阔视野，拓宽思维，始终站在学科发展的前沿，高瞻远瞩，选择前人未做的、新的、高学术水平的、有应用价值的领域进行深入学习、思考和研究。

（二）主动适应现代医学模式的变革

一个合格的口腔修复医师，不仅是一名口腔医学的工作者，也是牙齿畸形患者生理功能的再造者，并且也应该精通心理学和社会医学。只有这样，才能既让患者获得基本的生理健康，也能帮助其树立健康的心理。所以，在实际的口腔治疗和修复过程中，我们不仅要重视口腔医生的临床水平的高低，还更应该重视医生的医德修养和素养。

（三）做到理论与实际操作紧密结合

口腔修复学的实践性极强，这一特点决定了它必须将科学性与技术性完善地结合起来，既要系统地掌握有关基础理论，又要熟练掌握各项操作技能，理论与技能两方面不可偏废。因此，在口腔修复教学中必须注重培养学生严格掌握基本理论、基本知识，实验课则要求学生多做多练，反复训练基本技能，达到掌握正规操作技术，并通过实验课进行理论联系实际，将课堂所学内容加以理解、消化、记忆、吸收。

（四）加强口腔审美教育

口腔修复学教学不仅要求学生能为患者制作修复体，以修复缺损和畸形，恢复口腔的解剖形态的完整性和生理功能，而且还要达到美齿美容的要求和目的。从义齿的色泽和面貌外形的恢复上均应符合美学的要求。在教学中除要求学生选择最佳修复体设计和提高制作工艺外，还必须要求学生具有美学的知识。例如牙体、牙列缺损的修复均应考虑修复体的牙冠形态、大小、色泽与同名牙对称协调，使之尽量达到以假乱真的效果。牙列缺失的患者，由于天然牙不存在，面下部失去支撑，面下部高度降低，鼻唇沟加深。长期失牙后修复，则牙槽骨逐渐吸收，牙槽嵴变得窄小低平，面下 1/3 高度明显缩短，下颌前伸，面容显得苍老。修复时应从修复设计及义齿制作考虑，使患者的修复体不仅能恢复生理功能，还能给患者一个年轻的或者较理想的面容，使患者恢复身心健康。

第七章　现代口腔医学教育工作的改进措施与建议

第一节　口腔医学教育应加强临床思维科学的教学

一、口腔医学学生临床思维的欠缺及培养

所谓临床思维能力，是指医师运用所学到的知识，对疾病的临床表现进行综合分析、逻辑推理、鉴别诊断，从而找出主要矛盾并加以解决的能力。这是临床医师最重要的基本功，是鉴别一个医师医疗水平高低的关键。遗憾的是，目前我们的医学教育缺少的恰恰是这一环节，以至于学生步入临床工作后，在相当长一段时间内难以适应新的角色。

（一）临床思维欠缺的原因

分析起来，大体有如下几方面因素：①课堂教学惯用"灌输式""填鸭式"方法。教师讲，学生听，学生不动脑筋，甚至提不出问题。②实践机会少，动手能力差。③临床带教老师缺乏教学责任心或自身基本功不过硬，对学生不能启发引导，不严格要求。④过分依赖各种检查仪器与设备。一些临床医师甚至凭借先进雄厚的技术力量与设备，便可使各种问题迎刃而解，临床思维已不甚重要。

（二）临床思维欠缺的表现

1.片面思维

一些学生在分析病例时，往往不能全面细致地对病人的病史、查体及各种辅助检查进行综合分析。在诊断疾病时，满足于原发疾病的诊断，而对伴发病、继发病则很少思考，考虑问题过于局限、狭窄。

2.简化思维

一些学生往往单纯依靠先进的检查手段，直接得出疾病的诊断结果。这种不结合临床资料通盘考虑，不进行复杂的思维活动，盲目相信某些先进检查方法所提供的数据或图像的做法，难免导致误诊。

3.表面思维

表面思维是把现象当作本质或不能透过现象看到疾病的本质，造成误诊。他们经常为一些假象所迷惑，做出错误的处理意见，以致于在临床上造成严重后果。

4.印象思维

印象思维是凭直观印象，先入为主，只对符合自己印象的病史、体征或辅助检查资料感兴趣，对资料进行任意取舍。

（三）临床思维能力的培养

1.课堂教学

以问题为引导进行启发式教学。一般内容以学生自学为主，教师讲授重点、疑点、难点，以培养学生的自学能力和独立思考能力。

2.示教

结合大量临床病例，帮助学生掌握科学的临床思维程序，以提高分析综合能力，提高诊断水平。

3.实习

毕业实习是临床教学过程中临床实践最多的一年，也是培养医学生临床思维能力关键性的一年。加强床边教学，是培养学生临床思维能力的重要途径。在查房时，必须充分调动学生的积极性，提高他们独立诊断和治疗疾病的能力，要改变他们只当观察员、记录员，事事等待上级医师吩咐的被动局面。通过床边教学还可以使学生将学过的理论知识与临床实践有机地结合起来，提高毕业实习效果。

4.开展临床小组讲课

学生学习临床理论课时大多按教材章节、系统进行纵向联接；而临床诊断疾病时，需要学生具有横向联接的临床知识和思维方法。所以各科要定期组织临床小组讲课，讲课时应尽量减少教科书内容的重复，而应以横向联接内容为主。当然，小组讲课时也可以介绍一些本专业的前沿知识和发展动态等，这样有利于启发学生的创造思维。

5.模拟临床病案分析讨论

临床病例讨论，是医疗工作中不可缺少的重要环节，对提高医疗质量和医务人员业务水平起着重要的作用。整个分析讨论过程应以学生为主体，鼓励学生踊跃发言，老师则起引导、深化讨论和纠正错误的作用。这种模拟临床病案讨论，充分发挥了学生的聪明才智，训练了学生的临床思维能力、表达能力、综合分析能力和实际工作能力，起到了理论联系实际和巩固课堂所学的作用。

二、临床思维科学的主要内容

临床思维科学的教学内容，大体上分为基本理论和临床应用两部分。

（一）临床思维科学的基本理论

1.思维学基础理论

主要介绍与临床思维学有关的哲学、逻辑学、思维学、心理学、社会学、行为科学、脑科学的基础知识。包括思维过程、思维结构、思维环境、思维品质、思维的生理与心理机制、思维学与相关学科的关系。还包括临床思维学的研究内容、研究对象、学科性质及学习课程的意义。

2.临床思维形式

主要介绍9种常见的临床思维形式：临床概念、临床判断、临床推理、临床假说、临床经验、临床直觉、临床想象、临床灵感、临床机遇。这些思维形式都是临床医师经常运用和必须掌握的基本形式。

临床思维形式的实质是认识形式，认识形式是通过思维形式实现的。通过这些内容的学习，使学生了解和掌握临床思维的基本形式，了解各种思维形式之间存在的内在联系。临床思维的任务在于把握临床实践中的特殊矛盾和特殊本质。临床思维的对象是患有疾病的患者，这就是临床思维学的认识客体具有不同于其他学科的显著特点。学习和研究临床思维形式的基本理论，对于积累临床经验，总结临床医学成果，提高临床诊治水平，都具有重要的意义。

3.临床思维规律

临床思维的规律主要包含临床思维的基本过程、特点，包括抽象思维和形象思维等在真正实践过程中的运用，这些规律的应用也可以看作是对思维的分类，主要包括普遍规律和特殊规律。

疾病的发生和发展是一个普遍的动态过程，遵循临床思维规则，是进行科学诊断的前提。临床思维的发展必须超越形式逻辑的局限，并上升到辩证逻辑的思维层面。这是思想从抽象变为具体的过程。通过教学和研究，学生需要意识到临床思维是一个整体，是抽象思维、形象思维和灵感思维的结合，是自然而完整的整体。在实践中，他们将遵守临床思维的基本原则并根据客观规律行事。

4.临床思维方法

临床思维方法是临床思维形式的生命力，是临床思维规律的具体应用，是临床思维过程中最活跃的部分。它在临床思维中起着原始的、主导的作用。学习和应用临床思维的关键是掌握其方法。

（二）临床思维的应用理论

1.临床诊断思维的步骤和方法

主要介绍了调查研究、临床数据的收集，初步诊断和确定思维方法中的思路和方法。在收集临床数据时，我们必须注重其真实性、系统性和全面性。只有系统和全面的数据才能真正反映生活过程的内在联系和规律。临床数据收集是进行准确诊断的临床思维和逻辑的起点。

2.临床诊断的基本原理和常用方法

在临床实践中，必须首先进行明确的诊断。这是进行精确治疗的先决条件，也是临床医生必须遵循的原则。为了使临床诊断能够及时准确地反映出疾病的本质，必须遵循四个原则：早期诊断、动态诊断、综合诊断和具体诊断。临床诊断方法主要包括类比诊断和演绎诊断等方法。

3.临床误诊的思维学分析

误诊是指临床认识的主客观相背离，它是对疾病的歪曲反映。误诊就其外延而言，包括错误诊断、延误诊断和漏误诊断。在各类医疗事故中，由于思维不当的原因而造成的误诊占 1/3 以上。

4.临床治疗思维

主要介绍临床治疗的基本原则、治疗中的辩证范畴、药物治疗的辩证法等三部分内容。治疗思维是临床医师在诊疗疾病过程中所遵循的思维方式和原则。一个临床医师如果能按照唯物辩证法的原则，以全面、联系、发展的观点看待治疗的作用，这就是正确的治疗思维，就能使疾病早日治愈。相反，如果用片面、孤立、静止的方法处理治疗中的各种关系，就会贻误病情。临床病案讨论是不断总结临床工作经验，提高医疗水平和管理水平的重要途径之一。病案讨论不仅是临床医学和病理学的有机结合，而且也是临床思维方法的综合运用，它有助于医务工作者智能结构的更新和诊疗水平的提高。

三、加强临床思维学教学的重要意义

临床思维学是一门新兴学科，它研究临床诊断、治疗、护理工作中的思维规律和思维方法，总结临床经验，探讨正确诊疗及合理用药的思路方法，以便进一步提高教学质量，使临床医学朝着生物、心理、社会相统一的方向发展。临床实践证明，医师诊断治疗水平的高低决定于临床思维能力（水平）的高低。因此，在高等医学院校开设临床思维学课程，具有重要的意义。

（一）有利于提高学习质量和学习效果

学习质量包括学习速度、对知识的理解程度、对疾病性质的理解程度、知识的转移和知识的记忆。这些与人类的思想密不可分。从对人类智力结构的分析来看，思考能力是其中必不可少的部分。学习的有效性，即以更少的时间和精力获得更好的学习成果，是在掌握思维定律的基础上进行的人类潜能游戏。法国生理学家克拉德·贝纳说："良好的方法使我们更好地发挥运用天赋的才能，而拙劣的方法则可能阻碍才能的发挥。"

医学理论是逻辑和历史的统一。一旦我们了解了思维和逻辑知识，我们就会知道医学理论是如何出现、发展和建立的，并且我们可以更深入地了解该理论的本质。每种药物的临床概念和定义、每套临床判断和推理，以及每一种科学定律和定理都是通过逻辑方法获得和表达的。对于医学生而言，掌握思维科学性在学习和接受医学理论中的效果是显而易见的。学习临床思维将有助于医科学生培养良好的知识结构和良好的思维素质，并养成科学的思维习惯。

（二）提供诊断和治疗的方法

现代医学前辈首先必须具备深厚的理论专业背景、出色的技术及理论思维能力。这是现代科技人才的重要素质。临床思维是一门探索理论思维发展规律的科学。它将使用科学思维的理论和方法来充实医学人才的头脑，使他们成为胸襟宽阔、适应能力强、思想开放和敢于创新的综合性高素质人才。正如恩格斯指出的："一个民族要想站在科学的最高峰，就一刻也离不开理论思维。"

在临床实践中，无论是特定主题的图像还是医学研究中的鼓舞性思维，都必须采用间接的理解方式，以概念、判断和推理来感知；任何非逻辑思维的结果，最后都必须以逻辑形式表达并整合到理论科学体系中。通过对临床思维的研究，学生可以系统地掌握相关的思维知识、思维规则和思维方法，并全面了解临床各个学科的临床思维，并在科学思维的指导下进行诊治，进而保证实践活动的顺利开展。

（三）有利于学生创新能力的培养

开发脑资源是信息时代的要求，脑科学的发展为人类智慧和潜能的开发提供了条件。临床思维学的教学过程，也是学生开发智力、发展能力的实践过程。

临床思维学对医学科研和医学新发现有促进的作用。所有医学科研的选题和设计必须以逻辑预测假说为前提；任何医学科研的实践活动都要按一定的逻辑顺序来进行；临床的新发现不仅需要想象和灵感，而且要以逻辑思维为基础。无论是哈维对人体血液循环的发现，或者是伦琴对 X 射线的发现，还是巴甫洛夫对条件反射的发现，都必须以逻辑判断推理和遵循临床思维的基本规律为前提条件，这是毋庸置疑的。

生命科学是一个充满机遇和挑战的学科。人类对自身奥秘的探索是永无止境的。现代医学实践活动为临床思维提供了丰富多彩的内容，现代科技的发展也为临床思维提供了更现代的手段和方法，从而促进临床思维向更高级更完善的形式发展，逐步形成系统的理论体系。同时，临床思维学的发展和完善，也必将进一步体现出它丰富有效的实践功能，从而为临床工作提供科学的思维理念指导，有利于培养学生的创新能力，促进医学事业的发展。高等医学院校是医师的摇篮，合格的医师不仅要掌握精湛的医疗技术，而且必须有清醒的头脑，具备科学的思维能力。实践证明，开设临床思维学课程，有助于开阔学生的视野，完善其知识结构，提高在诊治过程中的临床思维能力，从而提高临床工作的水平，促进医学事业的发展。

四、口腔医学生尤应加强形象思维能力的培养

逻辑思维是现代医学研究和临床医学工作中的主要思维方式。在临床思维活动的分析、综合和概括的阶段，逻辑思维具有特别重要的作用，因此得到了广泛的应用。医学生的逻辑思维主要通过基础医学和临床医学等课程来培养和提高。因此，他们在逻辑思维上的素质相对较好，他们已经掌握了数学逻辑思维、形式逻辑等方法，可以在临床思维中进行应用。但是，许多医学生的形象思维能力相对较差。在他们未来的医学研究和临床工作中，除了主要使用逻辑思维之外，他们还必须使用形象思维。因为逻辑思维根本不是全部关于医学思维活动的。从人们的一般思维规则来看，每个人都具有逻辑思维和形象思维，二者相辅相成，有机地统一在一起，但因人而异，各有千秋。从医学本身的特征来看，医学是生命科学中最复杂、变化最快和最多样化的学科。逻辑思维和比喻思维都是必要的，

并且二者相互渗透和互补，以便不断地理解和发展医学这一学科。在临床思维中，逻辑思维和形象思维经常同时进行，二者经常交织在一起。口腔医学是一个非常实用且直观的学科。因此，口腔专业的学生应特别注意加强自身形象思维能力的培养。

形象思维可以反映事物的特征及事物之间的相互关系。它可以从感知认识发展为理性思考。通过个别表现，可以识别和发现客观事物的本质特征。因此，它对临床思维活动具有特殊作用。人类的思维活动首先基于外部世界中的客观事物才能产生特定的感受，然后在理解理性的本质中得到升华。因此，每个科学家，包括医学科学家，都应非常详细地观察和研究特定的客观对象，而不是所有抽象的概念性思维。例如，"扁桃体炎""猩红热"之类的医学概念也是某些状况特定且不同的"形象"。而且，医师所面对的对象不是抽象疾病，而是活着的、特定的、有特色的社会人士。它是一个整体、一个系统。

被称为医学之父的希波克拉底认为："在治疗上必须注意病人的个性特征"，又说："知道患有某种病的人是什么样的人，比知道某人所患有某种疾病重要很多。"因此，在临床工作中，医师诊断开始时，是直接观察病人的外在形态、皮肤色彩、四肢发育、五官构造、精神面容等对诊断有益的具体形象特征。此外，医师往往还要从微观的角度，通过现代科技手段来观察研究人体的深层结构、五脏六腑、细胞组织、分子形态等特殊的细节形象。这些都是没有脱离具体事物形象特征的感觉、知觉、表象的感性认识。这种感性认识阶段的思维，主要是运用形象思维。另外，在临床的望、触、叩、听等诊断过程中，也有形象思维的参与。形象思维能帮助医师通过典型的本质的形象去把握病人患病的内部联系、内在本质，分析病人致病的生理、心理、社会因素，通过特殊具体的直观人体形象的领悟去把握治病的规律。所以，有人说："行医，不仅是科学和逻辑思维，而且还是一种特殊的艺术。""科学家在具有分析头脑的同时，还应有艺术家的美感。"这些观点可以说就是讲形象思维问题，同中医主张的"形神合一"的理论，强调形象思维在临床医学中的重要作用是合拍的。这就说明，形象思维在临床思维中有特殊的效应，同逻辑思维一样，也是掌握世界的一种方式。

由于医学科学不能离开形象思维，就应该注意培养和训练医学生掌握这种思维方式，提高形象思维能力。在医学教学中，凡涉及疾病的影像学教学，如医学影像学、病理学、解剖学，尤其是口腔修复学，它们理论性强，新名词新概念多，修复体千差万别，更应提高形象思维能力。带教教师应尽量启发学生的形象思维能力,即让学生学会将从不同侧面观察到的平面形象组合成一个想象的立体形象,学会从不同时象瞬间所得的静止图像综合成一个活动的动态的画面;训练学生能将 X 线、B 型超声、核素扫描等检查所得到影像资料综合形成一个总体形象;病人的面容、肤色、舌苔、步态、皮疹等,这些个别病人的形象表现也需要形象概括,都需用形象化和生动化的语言加以描述,一方面加深了学生的记忆,另一方面这些形象表现对诊断疾病有非常重要的价值。临床上各种征象常以形象来描述,如肝病时的"蜘蛛痣",心脏病人听诊的"奔马律",肺包虫时的"水上浮莲征",病理描述中的"干酪样变"和"印戒样"细胞等。实际上这些征象是在许多个体中发现的形象,通过形象思维的综合,形成典型化的结果。

口腔医学生掌握形象思维的另一种重要方式是学习美学,欣赏艺术,进行审美教育,掌握美学思维并培养形象思维能力。因为对图像的思考贯穿了艺术创作和艺术评价的全过程。艺术作品中的各种形象都是形象思维创造出来的结果,其中包括人物、情节、环境、物品等。尤其是像电影和电视剧等综合性的艺术形式,更是要求创作者打破传统的封闭思维方式,多方面的吸收最新的其他学科的思维成果,使形象思维向着更高的阶段发展。正因为这种创新,才诞生了一批优秀的剧作,例如《红高粱》《黄土地》等。这些优秀的影片需要与欣赏者的形象思维相契合,让他们感知到影片体现出来的形象思维,进而产生联想和情感体验。

可以看出,艺术欣赏和审美教育可以唤醒、培养并增强医学生的形象思维能力。同时,它可以促进所有思维能力的发展,并实现与图片思维和逻辑思维兼容的优化思维结构,充分发挥医学生的智力,并使他们成为现代医学人才方面。因此,医学院校应改革传统的医学教育体制,加开美术课,组织美术鉴赏活动,进行审美教育,以培养和提高医学生的形象思维能力。

通过各种适当的、重复的和困难的训练,人的形象思维能力从低级发展到高级,从而使人具有清晰而微妙的形象感知能力和记忆能力。形象的感知、存储和认知能力是形象思维能力的基本构成因素。如何训练和培养医学生的形象感知、记忆和识别形象的能力呢?最重要的是要让学生逐步深入到社会生活的本质和实践中,由浅到深,从狭窄到广泛,逐步进行,对客观事物要进行多方面和多层次的分析,从而获得广泛而深刻的形象感受。如果缺乏对自然和社会生活的切身感受,学生将无法真正理解教学中所描述的内容。

第二节　口腔医学教育应重视科研能力的培养

培养新型口腔医师是当今口腔教学所面临的重要使命。口腔医学专业的毕业生应具有医疗、教学、科研等多方面的能力。过去传统"应试教学"模式，只注重教学大纲要求完成的硬性任务，忽视了一些综合能力的培养。为了适应当今快速变化的医疗模式，"应试教育"应逐渐改为"素质教育"，启发学生的思维能力、分析能力、自学能力及创造能力，培养学生的科研意识，使学生自身素质得到均衡发展。

针对这一问题，我们应着重培养学生的科研意识，结合专业开设有关科学研究方法论的讲座，通过这些专题讲座及开展第二课堂等方法，使学生善于思考，不断积累，不断总结提高其整体素质。

一、科研能力培养的主要内容

（一）学会查找文献资料

学会查找文献资料目的是培养学生利用检索工具查阅医学文献的技能，掌握文献的收集、整理、分析和综合利用的能力。医学文献检索课可添加在大学四年级时上，教学应包括手工检索和计算机检索，并介绍各种检索工具的编排体系、收录范围、著录格式及检索步骤。学生可结合基础课的内容或自己感兴趣的课题，进行实习，写些小的专题综述，在教师的指导下查准、查全资料。

在现今的信息时代下，只有掌握了获得信息的方法和能力，学生才能在今后的临床、科研、教学工作中用较少的时间，掌握大量的新知识和技能，才有利于他们的自我再教育及知识更新。文献检索还是医学科研的前期工作，检索方法和技能的掌握是口腔医学生的必修课。

（二）学会实验设计和病例收集

好的实验设计，既节省人力、财力，又节省时间，可以避免盲目开展工作，想到哪干到哪。这样才能使研究依据的质量和可信度增高。因此，学生学习试验设计时应注重以下内容：

（1）病例应经过认真确定，并具有代表性，而且处于病程的同一阶段，研究开始的起点应一致，并要均衡其他条件，排除混杂因素，减少系统误差。

（2）设计合理的对照组（随机而不是随意）；口腔科可选用对侧同名牙做自身对照；临床样本应足够大，这样可以减少系统误差。

（3）疗效判断指标选择适当，定出明确的客观标准或与金指标比较，在功能判断、症状判断、疗效判断等方面，最好采用盲法。

（4）随访应有足够的时间，且病例应完整。

（5）应报告全部的临床有关结果，中途丢失的病例（失访率）不应超过观察数的 10%。

只有这样，做好科研计划，提出防止常见偏倚的措施，得出的研究结果才具有可重复性和可信性。只有随机对照的试验证据才是重要的可信证据。

有些毕业生，在临床收集了大量资料，但等到统计总结时，才发现资料缺少某些内容，缺乏完整性和可信性，不能被利用。因此，在本科生第五年临床实习时，教师应结合自己的临床研究课题具体讲解，条件允许的学生还可实际参加。

（三）学会应用统计学方法处理所得资料

了解不同的试验资料、样本数量、结果数据分布情况等，选择不同的统计学方法，并学会对研究的可信度进行评估。医学统计课内容中可加上计算机统计内容，介绍一些常用的计算机统计软件。使用计算机统计软件进行统计，既可提高效率，又可提高准确性。不能正确使用统计方法，常常会出现假阳性或假阴性的统计结果。学生可在临床实习时，结合具体的临床课题，实际应用学过的理论知识。

（四）学会撰写学术论文

撰写口腔医学学术论文的目的是让学生将口腔学术的理论或实验研究方面取得的新成果、新见解，发明的新方法、新技术，用文字记录下来。因此它应具有科学性、学术性、创新性、规范性、可读性等特征。具体写法应根据是会议交流用，还是杂志发表并考虑文章适合哪种期刊。在撰写前应仔细阅读该杂志的稿约，按稿约的要求和格式撰写。学生在毕业前，可就临床感兴趣的内容或老师指定的内容检索 10 篇文献，完成一篇短综述；还可在辅导老师的指导下自己设计简单的科研课题，作为毕业后工作的主攻方向。

总之，口腔医学教育中的科研活动对于学生综合能力的培养有着不可替代的作用。教学应树立新意识，学生应扩大知识面，注意相关知识的获取，在校期间除学好基础知识、掌握临床操作能力外，还应及早参加科研实践工作。

二、医学科研工作的主要内容

医学科研与医学论文是推动医学创新和医学进步的动力。因此，医务人员必须尽快尽好地掌握，才能在推动学科进步和在学科发展中发挥作用，同时对个人事业的进步和发展也十分有益。可是，医学院校的本科教育中对此缺乏足够重视，常使学生毕业后在工作中发生困难。即使是工作多年、已经是业务熟练并具有独立工作能力的医师，也可能对此仍感到棘手和困惑。而医疗机构对医师的考核、晋升，都有明确的要求，往往因此酿成许多人的遗憾。

开展医学科研对医务人员来说，不仅能提高业务素养，还能推动专业发展；不但能锻炼临床观察能力，还能培养临床思维能力，也可作为参加学术竞争的重要手段，树立学术地位的有力武器。青年医师参加医学科研，是加速培养成才的重要途径，医疗科研的开展与专业水平的提高是相辅相成的，可以促进其在继承的基础上增加知识储备，使其达到更高的业务水平，进入更高的学术境界，是医学知识提高与技术创新和充实智能结构中不可缺少的部分。还能促使其掌握一定的逻辑的思维能力、动手的实验能力、智慧的创新能力、语言的表达能力，是开展科学实验和撰写学术论文的必由之路。

医学科研工作的进行，多年来一直建立在传统的经验医学基础之上，即由经验总结上升到理性认识，再通过科学实验的证明而成为理论。20 世纪末兴起的"循证医学"（evidence-based medicine）在当今医学界成为热门话题，这是很有指导意义的先进学说。"循证医学"意为"遵循证据的医学"，也就是在医学活动中强调"证据"，但绝不是否定、取代经验医学。强调证据，实际是以严格的科学态度进行经验的升华，并要求减少那些主观、人为因素，以及不够全面的所谓经验，以达到去伪存真的目的。周正炎曾指出，今后我们在遵循证据的时代（evidence era）里，一定要在医学科研时以循证医学为指导思想，并贯彻在具体的医学科学实践中。

（一）医学科研的基本程序

医学科研的工作程序一般分为 3 个阶段：①提出问题—选择课题；②证明问题—实验观察；③总结问题—得出结论。具体说来分成下列步骤，依次叙述如下。

1.提出问题—选择课题

选择课题：科研立足于创新，创新有首创性创新和再创性创新。临床科研是在临床经验的基础上进行改善和调整，故多为再创性创新，而基础医学研究可有首创性创新。

发现问题：学科在当代流行的、能显示学术水平的难解之题，或者是学科在科研发展方向中的计划课题，其中有短期的也有长期的，根据研究者允许完成的时间和资助经费的数目来确定。

思考问题：带着问题广泛地阅读文献，为课题查新以避免与前人重复，同时了解技术路线，认识背景资料，在启发下进行深入思考，探讨预期结果和创新意义。

陈述问题：须向课题组与资助者叙述以便统一认识，即所谓"立题（项）报告"，要求目标明确，技术路线清晰，明确的预期结果和可行性论证。

2.证明问题—实验观察

按照课题预定的任务，安排实验内容，将实验过程中的问题和累积的数据资料进行汇集，作为课题结论的证据。

实验设计：应用比较经济的时间、人力和物力，设计安排一个特定环境做实验，并借助各种手段，观察发生的变化以验证课题，即所谓从预初实验直到完成全程的实验。

实验观察：在模拟实验中选择能替代的原型，并取得在原型中无法取得的信息。注意必须在正确的理论指导下进行，以期获得可靠的实验结果。

实验资料：搜集的资料和数据中蕴藏着实验对象的规律，应该真实、详细地记录，避免主观性与随意性，注意遵循随机化、盲法原则。

3.总结问题—得出结论

对所收集与整理的数据和资料，经过分析、综合、归纳、演绎等思维活动，按照逻辑规律整理成论点、论据，逐一论证而获得有价值的结论。

资料处理：实验资料要进行审查核实，确定有无数据错误，其中有偶然性错误和理解错误，辨别真实与虚伪，比较相近与相似，联系实际，分析归纳。

统计分析：应用统计学方法整理分析资料，验证实际价值，从中取得有用信息。通过逻辑推理分析，做出相应结论。

得出结论：这是科研认识全过程中的主要理性认识阶段，也是科研的最终结果和目的；同时需对课题做出客观的评价，并提出进一步研究的设想。

总之，这些步骤是医学科研程序的必经之路，设计好、安排好将使课题完成得更为严密、周全，更为科学合理。

（二）医学科研的课题选择

课题的要求是创新，希望有突破性，能完善或重建已有的理论。临床医学虽多是在经验的基础上谋求进步，也应该从大处着眼，往深处探索，其目的是超越现有水平，作原创性发现，追求科学效益、社会效益和经济效益。

在计划科研时除考虑自身条件外，还应考虑所在单位及相关配合学科的条件；再者是确定研究方向，在主攻方向的范围内选择课题，在长远性的研究计划内拟定确有把握完成的短期课题，结合现有人力与物力，扬长避短，在推动专业发展的大方向内确定课题，有计划、有步骤地进行系列研究。这种系列性研究有利于科研工作的开展，便于文献资料积累，便于仪器设备使用，便于课题发展延伸，便于研究问题的深入，便于研究成果的推广应用。当然，在科研选题时也应提倡有雄心壮志，应有高起点，如立足于有重大经济效益与社会效益，攻克主要项目，创一流水平，但也要实事求是，知难而进，不搞形象性工程。

选择课题要目的明确，反复推敲。注意以下几项基本要求：

（1）首先要符合当代该类研究领域的基本原则和动向，注重收集文献资料，同时结合个人经验，使研究工作做得有价值、有水平。

（2）选择课题要注重创新，应是前人没有研究过的，或者是前人虽有所涉及，但未获得明确的结论，不排除在前人的基础上有所补充，有所发展。或是从国外引进作为填补国内空白的项目。

（3）选择课题要注意设计合理，措施具体，重点突出，观察指标越明确，结果越可信，越深刻。

（4）选择课题要注意有保证完成的条件，不能只贪图有先进性、科学性，而忽略了可行性和保障性。高难度的课题必须有预初实验，合理分配人力和仪器设备等。

（三）医学科研的观察实验

科研工作完成中的主要工作，是通过观察和实验而取得的研究资料，也就是说资料是观察和实验中的系列事实和反映数据，以及说明事实和说明数据的技术与方法。因此，实施观察实验与取得资料是科研工作中最主要的环节，在实施中一定要认真对待，注重真实、准确、客观，如此才有价值和意义。观察指的是在自然状态条件下，考察对象过程。而实验是在人工设计的条件下考察对象的过程。以下将分别叙述。

观察是科研的重要途径，是验证课题的重要方法。观察可以直接获得系统的事实资料，对研究对象进行有计划、有目的地考察，要全面、准确、深入地认识研究对象，发现事物的规律。但是，观察的能力有强弱、高低之分。有的人视而不见、听而不闻，不能发现问题。只有那些善于观察总结，态度严肃认真，具备坚韧不拔的毅力的人，才会获得有价值的观察结果。有的人是经过培养、训练后，具有了敏锐的科学眼光与较强的观察能力，而且知识和生活经验极为丰富的人，能够迅速地做出观察和判断。观察时一定要明确观察目的，有的放矢地进行；同时坚持实事求是，尊重客观，尽可能多方面、多层次、多角度地进行，把握特征，减少失误，并认真、详细地做好记录。在观察的同时，还要进行思考，要在有一定理论的指导下去观察全程，达到看清楚、想明白、说准确、记录全的程度。

实验要基于受试者指定的任务，在特定的设计条件下或在人为困难的环境中进行观察，这是获得事实或经验的另一种方法。这是一种主观自发的行为，通常在动物实验或实验室设备中进行。它具有再现、放大和重复的作用，还具有延迟和缩小的功能，例如重现某些疾病的动物模型，缩短自然过程，发现事物的本质，发现事物的作用，排除次要因素，寻找关键之处，将在现实生活中不容易获得的事实，通过实验的方式获得。它有利于加深对研究对象的理解，可以验证学说是否与客观现实相吻合，这是判断学术辩论的重要武器，充分体现了人的主观能动性，是推动学科进步的重要因素。科学实验应注意以下三个环节：

（1）实验原理：在实验工作中应注意理论基础。在进行实验之前，可以根据理论期望以及实验中包含的重要原理和规则来获得结果。

（2）实验方法：按照研究模型的技术方法进行实验。在此过程中，必须严格和仔细地记录和观察。应注意排除与实验无关的干扰因素，并尽量避免数据上的误差。需要的情况下，可以重复地进行实验，以保证结果的可信性。

（3）实验结果：这是实验的目的，应详细记录并仔细调整。将得到的数据在一个简单的表中列出，然后分类处理，以进行分析、评估、讨论和证明。

（四）医学科研的结论得出

研究课题到了下结论的阶段，正是理想、假设变成了事实，预期到了将要实现的时候，应该端正态度，严肃认真地对待，防止主观片面、以点带面，必须完全依凭事实资料和系列数据做出结论，但在这个关键阶段还是应该注意三个方面：①回头看看；②认真看看；③深入看看。

所谓的回头看，指结论是否符合课题设计，是否达到预期目的，有无欠缺或不周，如何进行补救。所谓认真看，指说明结论的资料数据的真实性和客观性，以及经统计学处理与显著性检验的结果如何。所谓深入看，指的是结论的实际价值，有多少创新意义和多大的学术价值。创新是研究的灵魂，在得出结论中要立足创新，只有把握住这个高起点，才能在研究过程中有新见解、新观点。科研中知识虽然重要，但思维开拓更重要，想象能推动进步，想象是重大发现的源泉、是认识飞跃的开始，应该提倡勤思维、善拓展，反复地进行分析和综合，用化整为零的分析方法，把复杂的整体分为不同层次、不同侧面，逐一加以剖解，得到部分认识，为进一步综合提供基础；归零为整的进行思维，把不同层次、不同侧面的认识组合起来，形成统一的整体认识，更深刻地反映实验观察的结果，从而得到更有价值和水平的结论。

得出结论，绝不像是探囊取物似地随手可得，而是要经过艰苦思考、反复推敲才能获得。要用归纳与演绎的方法，由个别到一般，再由一般到个别，以一些个别理性认识为前提，推论出一般的共性认识；再以一般共同原理为前提，推理和判断对个别事物的认识。两者密切结合是重要的思维方法，在论述结论价值中，有着极为重要的作用。

三、医学论文的撰写要求与技巧

医学论文是医学领域研究中获得成绩的文章，可以进入知识库存，积累理论知识；可以作为经验交流，启迪学术思想；可以表达个人观点，树立学者形象；可以作为管理机构的考核指标，审定晋升奖励的依据。

医学论文的内容来源于实践，并且医师长期处在第一线工作，具备写作的基础。困难是在开头，关键是起初的三步。第一，万事开头难，不敢动手，望而却步。第二，由于不熟练，重复劳动太多，走弯路让人扫兴。第三，虽说写成几篇文章，但总觉得花费时间太多。如果能克服这三个环节，坚持用心写成几篇文章、基本熟悉了写作方法、写作规律与技巧，便很快能得心应手，下笔成文。

当代兴起的"循证医学"（evidence-based medicine，EBM）把随机对照试验（randomized controlled trial，RCT）作为临床医学的最佳证据。因而我们在论文撰写中也应该充分注重这一方面，一定要在文章中反映出每一观察都有同等机会，使随机化完全实行。同时，要应用完善的对照方法进行鉴别，才能在研究结论中消除和减少误差。这虽是在医学科研中经常应用的方法，但在医学论文里应特别注意。

（一）医学论文写作的基本要求和写作准备

科技论文写作的基本要求可概括为以下 6 点。

（1）创造性：科研的特征是创新，科研论文是报道科研成果，贵在创新。

没有创造性的论文，只是重复已有的论点，不是好论文。但如果没有新发现，也不可故弄玄虚，应实事求是。

（2）准确性：论文目的要明确，解决了什么问题，怎样解决的，必须言之有物，数据和文献引用要准确，不可漫无边际，含糊其词。

（3）客观性：实验结果要忠于事实和资料，讨论不可抬高自己，贬低别人，应该实事求是地分析自己与别人的工作，不能随便推翻人家的东西。

（4）确证性：做结论要根据实验结果，要有充分的证据，才会有说服力。

（5）可读性：文字简明扼要，突出重点，把可用可不用的字句删去，文字尽量通俗易懂但不能用口语。还应注意层次清楚，有逻辑性。

（6）时效性：信息时代，科技飞速发展，因此时效性在此显得尤为重要。科技期刊如《中国现代医学杂志》和《中国内镜杂志》的办刊宗旨就有一条：对科技信息的报道力求新、快、准。否则，就可能成为过时的信息，大大地降低对同行的参考、借鉴价值，甚至失效。

写论文之前必须先做资料整理和论点探讨的准备工作，具体如下：

（1）资料整理：整理原始数据的要求是条理化、数量化和图表化，并进行统计学处理。条理化是把原始资料做成一览表或把散乱的资料记录分门别类整理加工。数量化是把原始记录图尽可能通过测量变成数据以便比较。例如心电图 ST 段和 T 波变化，P-R 和 Q-T 间期变化等；以及多导生理记录仪器记录的张力、压力、速率等各种曲线均应通过测量变成数字，以便进行统计学处理，对比实验处理前后变化，得出可靠的结论。

在整理资料进行统计学处理时应特别注意：有效数字问题，如小数点后应保留几位等；原始数据取舍问题、数据处理分级以及正确运用统计方法等问题。

（2）论点探讨：在资料整理的基础上，应对实验结果进行论点探讨，看看研究结果是证实还是否定原来的工作假设。分析实验结果与文献上已有的资料是否一致，发现了哪些新的观点和新的技术方法，对研究中发现的新观点和新技术方法应重点摆出数据资料，并上升到理论加以讨论。而对与文献报道相同的并无新内容的资料，则可简单介绍，引出相似的文献即可。

（二）医学论文的基本类型

医学论文的种类较多，体裁各样，有论著、评述、经验交流、技术革新、文献综述和短文等，现就杂志发表中常用的文献综述、基础医学论文、临床医学论文，分别做一叙述。

（1）文献综述：按内容分为成就型、简介型、争鸣型和动态型，按性质分为叙述型和评价型。科研的前期与论文的书写准备，要在事先写叙述或评价性综述。文献综述是在阅读文献与分析资料的基础上，对某一专业的发展情况进行综合并加以叙述的文章，即对文献资料按发展阶段与发表年代，做归类排序，着重历史上的成熟经验与代表人物的观点，阐明技术路线，叙述理论知识，做系统反映，注重文献消化后的汇总，资料内容归类后的系统叙述，为科研活动提供背景资料，提供参考借鉴。综述强调参考文献要近期的（5 ~ 10 年），至少 1/2 以上部分是近期的。文献综述要求资料新、信息多，要经过精心整理并具有系统性，这样才有参考价值和指导意义。

综述的撰写格式通常分为四个段落，即序言、正文、结论和参考文献。在正文中主要分为几个段落展开，并以内容为标题。撰写综述时，首先需要收集文献资料，并通过反复研读获得的资料，进而梳理出自己的想法和思路。经过通读对文献有初步的了解并形成一个概念之后，就要进行精读，这就需要掌握一些重要的文献内容；复读是要对文献资料进行反复推敲，通过分析和思考，并提出自己对概念和理论的判断和思考。综述的过程是将相同的内容归总到一起，而不能将不同的内容生搬硬扯在一起。其次，综述的内容还讲求在内容汇总的基础上对内容进行分层次的阐述，而不是一篇篇的堆砌。简而言之，利用文献可以促进对主题的理解，使其更清晰、更全面和更深入地形成知识体系，有利于扩大视野、更新知识、丰富科学思想、提高学术水平、改善科学思维、提高写作能力。

（2）基础医学论文：基础医学论文是具有实验研究性质的医学论文。它们主要是为实验研究报告和研究生论文以及具有特定经验的人员所做的研究工作而编写的，或者是那些经验丰富、训练有素的作者完成的科研论文。这些作者完成的大部分科学著作都具有良好的文字质量和学术水平。基本医学论文是反映实验研究结果的论文。它的基本内容是设计和观察实验过程和实验结果，讨论了实验中客观现象的成因和规律。

论文具有严格的规范性，并以固定的格式编写。它主要表达实验，逐层应用，一步一步地展示了实验设计的完整性和严密性，强调了实验记录的真实性和特异性。实验的结果是准确、清晰的。论文以实验和结果为基础，在讨论中，要注意推理，要有分析依据，讨论要明确且深入。

（3）临床医学论文：临床医学论文是指应用临床资料撰写的论文。可以从病史中汇集做回顾性总结，也可以是在临床工作中的前瞻性研究和追踪性调查，由于选材不同，在写作方面会有所不同。也可依据资料内容在撰写上选择不同的格式。临床医学论文常用格式如下：

调查研究：运用调查方法搜集资料作为研究问题的论文。这类论文多是为了摸索规律，寻出标准而作。有时为了说明一个问题而作的短文，有时也在长篇论文中掺杂一个调查方法。或者是用于解剖、生理等方面的测量分析。调查往往要一次完成，因而组织工作非常重要，应该设计好项目齐全的调查表格，答案力求简单、清楚，以是非题、填充题为主，程度差别要有客观标准，同时也应准备好调查时必需的应用器械。参加人员要求认识统一，态度要实事求是，有时可结合检查、测量、模型、X线片与照片，以及应用特殊仪器。

新法应用：多为介绍新药物、新材料、新技术、新手术的临床应用。多数是由国外引进，其中也有改进措施，为提倡技术推广，提倡首创精神，而被称之为填补国内空白的项目，以推动学科的进步与发展。文章突出方法介绍，叙述经验教训，强调知识阐明与理论上的认识，尽可能地将问题介绍清楚，交代明白，并分析优缺点，以便推广与应用。

病例分析：是回顾总结一组病例资料，对病史演变、诊断手段、治疗方法进行研究的论文。注重总结经验教训，要求分析透彻。立足提高疗效，丰富理论知识，交流学术观点，文章应突出资料分析与理论探讨，要求资料完整，随访完善，诊断与治疗（包括手术术式）要求能显示当代技术水平。论文多以分析、评价、探讨、研究等来命题。

个案报告：也称病例报告，是以首次发现的病例，或是稀有罕见的病例，少数是因为病程复杂，诊断、治疗方面有创新情况需要表述者。一般为1～3例，全文在1 000字以内，要求病史资料齐全，真实细致，具体而完整，并要有相片、X线片、组织病理片，或模型、标本等佐证，图文并茂。虽不追求在理论方面进行分析讨论，但也允许对其做历史资料的叙述。

病例讨论：是由于疑难病例而组织相关科室医师和专家们进行会诊讨论的记录性文章。注意病例资料必须完整齐全，如病史详细，检查周到，照片、X线片、组织病理片等应该齐全。组织者要对发言做好引导，分析时对于病史、检查、诊断、治疗要有顺序地递进，讨论中往往会有争论，最后安排由权威医师做综合性总结，要求对讨论结果形成指导性意见。文章书写应该突出的重点是讨论意见，依据病史、检查，联系文献与经验来发表意见，避免把执笔者的观点强加给专家们，应如实反映争议焦点，将口语变为叙述性语言。

（三）医学论文的写作格式

近年来医学论文形成了几种格式标准，曾有过国家标准的四个部分（前置、主体、附录、结尾）与惯用格式，又称十大结构程式（题名，作者及所在单位，摘要，关键词，引言，正文，结论，致谢，参考文献，附录）。另有温哥华（Vancouver）格式和 IMRAD 程式，即导言（introduction）材料与方法（material and method）结果（result）和讨论（discussion），大同小异，可选择应用。

1. 前置部分

题目：要求主题鲜明，范围精确，内容达意，方便检索。一般限在 20 字左右，英文题也限于 15 个词之内，少用缩写字和副标题。书写方法前半段为研究内容对象，多用限定词和主题词。后半段为研究内容，一般常用的词汇为评价、探讨、分析、应用、报告、调查等。

署名与单位：署第一作者应是课题设计者，论文书写者，以及课题重要负责者。一般按参与多少、贡献大小和承担任务依次排列名次，如为集体研究者署执笔人。署名应为真名实姓，体现文责自负。注明所在单位、邮政编码，以及第一作者的学位、职称和课题资助的来源，并写明基金号。

摘要：当前采用国际通用的结构式，即分别列为：目的、方法、结果和结论 4 个醒目词组。目的——简要说明研究目的，包括缘由、范围等；方法——说明课题设计的方法、分组、数据和统计处理等；结果——研究结果与可信值、确切值和主要发现等；结论——说明经验、观点、理论价值与应用价值等。

英文摘要：联合国教科文组织规定任何文种的科技论文，都应附有英文题名和英文摘要，现国内医学期刊多已应用。文题写法要求名词、形容词、形动词等第一字母为大写。摘要也应是结构式的，即 Objective、Methods、Results、Conclusion，以第三人称过去式书写，便于国外学者了解文章内容，叙述应较为详细。

关键词：为了方便检索与编写索引、方便读者了解文章主题，关键词应选择《医学主题词表》《汉语主题词表》中的名词、词组、短语等规范化词语，要求具有代表性（反映中心内容）、专指性（单指向性强）、检索性（可作检索语言），一般每篇文章选用 3 ~ 8 个关键词。

2. 主体部分

前言（序言、导言、引言）：占全文的 5% ~ 8%，简要说出课题研究意义与实用价值，交代设想与理论依据，研究方法与获得结果，必要时可叙述课题的历史背景及其观点。书写时要求文字精炼、言简意赅，但也讲究词语精美、画龙点睛，在一篇论文之首，显出风采，引人入胜。内容讲究叙述真实、客观、引出文献，切忌重复原文，要提出论点，避免自我评价。

资料（材料和方法、临床资料）：占全文的25%～35%，实验性研究主要有四方面内容：实验对象、实验方法、实验条件与观察指标。临床研究的资料为：病例的起止年月、病例数、性别、年龄、症状、诊断、病理、治疗方法、观察结果等，药物试验应包括品名、剂量、剂型、批号、用法、疗程、疗效（观察指标）等。动物实验应有动物品系、来源、年龄、性别、体重、饲养条件、分组方法等。实验研究要求有材料与使用方法、研究过程与获得结果，提供可信依据，方便他人使用。

结果：占全文的25%～35%，是论文的核心，是价值的依据，可以得出结论，可以引出推理，应认真对待，并仔细分析。做到数字准确、现象真实，应用文字叙述和选择统计图表来表达事实的部分。图表制作与统计方法运用应该正确：一般单因素用均值、标准差，双因素选用卡方和检验，多因素选用多元回归。制表要求重点突出、主谓分明、结构完整。

讨论：占全文的30%～40%，是表明论文作用、显示论文水平的部分。写作中结合课题结果进行综合分析，紧密围绕结果进行理论探讨，再与文献资料做比较，在叙述特点时分析异同，进行思维加工时解释结论并进行评价，介绍经验教训中说明应用前景与科学价值及其社会效益。在评价研究目的中确定新的事实，发现新的认识，确认新的观点。书写方面要在总体范围上划分段落，每个段落设定一个中心，并适当列标题，待完成后按重要程度再排定顺序。

3. 附录部分

小结（结论）：浓缩论文的精华内容，简单扼要地表达研究结果，并对其进行判断和评价，突出全文的重点、完整化，准确地表达文章的创新内容和理论观点，能独立成为短篇。一般在基础研究论文和学位论文中附录。

致谢：是作者向对课题研究与论文写作中提供便利条件的组织与个人，对提出建议、给予帮助与指导的人表示尊重和谢意。

参考文献：指论文引用的有关图书和文献（须作者亲自阅读过的），反映论文的科学依据与科学态度，衬托研究水平，表达历史背景，说明文章创新与提供佐证线索，便于读者追溯检索和评价。要求引文在段落后依次脚注编码，杂志按作者、题名、杂志名称、年、卷、期、页顺序；著作按作者、书名、版次、地点、出版社、年顺序书写。作者必须写全3人，3人以上加"等"字。

（四）医学论文的撰写

医学论文的撰写往往要经历三个过程：即酝酿准备、实施写作和修改定稿。在这三个过程中必须积极运用科学思维，要把握住思维中的"概念"和"推理"两个问题。所谓概念是课题的主题概念，所谓推理是课题结果的推理，明白要将课题的结果推理成什么样的作品。科学思维中运用求异思维方法（求创新）和求同思维方法（寻改进）去思考各种可能性，把资料与方法集中起来进行比较、鉴别、筛选，从中得出最佳结果、结论。

（1）酝酿准备（也称前期准备）：一个主题提出时，经过潜在思维的反复构思，再经过一段时间的酝酿后，才会慢慢地领悟。不过也需要有一定的物质基础，如消化资料与参阅文献。

消化资料：资料是论文的基础，也是决定论文水平的因素之一。因此对资料需要非常重视，对其进行去腐存精，去伪存真，加以提炼取舍。其方法一是在科学思维中形成结晶，另一是将结晶的论点对照资料，然后对资料进行分别归类、并列成图表，以示醒目，也可借图表推进思考，获得更好的启发。

参阅文献：科研是踏着前人步伐前进的。努力阅读同类的文献，可以避免重复；借鉴文献观点，可以启迪创新。写作一篇具有学术水平的论文，往往决定于参阅文献的数量与深度，数量表现全面，深度显示水平，关键要在参阅中认真阅读，反复领悟，罗列理论观点、经验教训，使其渗透、充实到论文中，使其能得到启迪，引发出更多的创新、更高的学术水平。

（2）实施写作：要求善于动脑，勤于动手，主张手脑并用，先打腹稿，再做草稿，创作性的写作可以一气呵成，也可以思考成熟一段就写一段，然后再行连贯，逐步再汇集起来编纂成篇。

斟酌主题：当资料消化与文献参阅之后，对主题进行明确与认定，建立基本思想，确定核心内容，认准一条主线，围绕这个范围，贯彻于文章之中，以科学性、创新性、实用性要求来行文。依据论文格式，来思考如何反映主题思想，并融合在整个文章之中。

拟定提纲：当明确了主题思想之后，进而依据论文的格式要求来谋篇布局，分列文章段落，进行立纲排目，拉起框架，实施草稿式写作。并反复阅读资料、图表、文献，进行审查补充，逐一扩大内容，完成论文初稿。

（3）修改定稿：医学论文有格式规范，虽不严格，但也要面面俱到，通篇要顺理成章。要做到：文要切题，词要达意，段落分明，行文流畅。此后，还需要进行认真地修改、定稿。这往往有冷、热两种处理态度。"热处理"是指资料部分和格式要求，前者记忆犹新，容易校正，后者问题简洁，方便发现。"冷处理"是指结果分析和讨论观点，需要一段时间的听取意见和冷静的思考，才能进行增删调整，甚至改头换面，进行前后对照，修改成文。

内容修改：从全文通篇考虑，前后对照，反复默诵，认真地推敲、思索。资料要能说明结果，结论要能为论点佐证。前言中的伏笔要能在文章里体现，立论上的观点要有文献佐证，格式、结构要顺理成章，层次不能颠倒、叙述不能烦琐，要注意数字有无错误、图表有无重复、文字说明是否清楚、引用文献是否贴切。

文字修改：医学论文要求有可读性，文要切题，词要达意，段落分明，词真意切，叙述方面要有前后顺序，论证方面也要由浅入深。行文要流畅，断句要准确，注意标点符号。反对空话大话，要求实话实说，虽说要开门见山，也尽量婉转动人。科技文章虽说都应是白话体，如果能有几句通俗易懂的文言叙述，也可为文章增添几分色彩。

第三节　口腔医学教育应加强人文素质教育

一、人文科学在高等医学教育中的作用

近年来，加强人文科学教育，提高大学生的人文素质，已成为世界各国高等教育改革和关注的热点。国家教委正式推出并开始实施的"高等教育面向21世纪教学内容和课程体系改革"计划中，把人文社会科学基础类课程改革列为重要课题。现代科学技术的发展，使人文科学在促进经济和社会全面发展中的作用日趋明显，把人文科学与高等医学教育相结合，提高医学生的整体素质，已成为高等医学教育界学者共识。

"人文"二字，在汉语中是个古老的词汇。它与表示自然界变化的"天文"相对，泛指人类社会的各种文化现象。欧洲15、16世纪开始使用"人文科学"一词，表示同人类利益有关的学问，其后含义几经演变，到了现代，则专指对社会现象和文化艺术进行研究的科学。人文科学不是一门学科，而是一类学科，或是一个学科群，它知识面广，研究领域宽。对学生进行人文科学教育，旨在通过

知识传授和理论熏陶，使人类优秀的人文知识成果及其所蕴含的价值观念、审美情感和思维方式等内化为受教育者的品格与气质修养，使其在受教育者的一生中产生作用。

随着社会的发展和医疗技术的进步，越来越多的人认识到医学中内含的基本社会特征和社会文化属性。医学研究的对象是人、卫生与健康的问题。这些问题与社会、心理、生物学，以及社会人口、环境、文化和其他因素密切相关，这些因素决定了医学具有人文学科的特征。当前的研究还表明，人类健康和疾病与社会、经济、文化、生活方式和健康服务紧密相关。贫穷、环境污染、人口过多和生态平衡的破坏等社会因素，日益威胁着人类的生存和健康，用传统医学理论和方法很难解决这些问题。

此外，随着人类对健康的重视程度不断提高，医疗服务和卫生领域的工作已远远超出了传统的认知和理解，其范围不仅包括单个患者而且涉及整个社会。这种变化引导着人们对涉及医学性质的学科有了更全面的了解。

医学本质的双重属性和医疗卫生工作的社会化性质，对医务人员的知识结构和整体素质提出了新的要求。医务人员不仅应具有医学专业知识，而且要具备人文社会科学知识，不仅要有良好的专业技能，而且应具备有较高的综合素质。因此，必须加强口腔医学生人文科学的教育。

首先，加强医学生人文科学教育是经济发展和社会进步的需要。无论从实现经济体制与经济增长方式的两个根本性转变，还是从实现物质文明和精神文明共同进步、经济和社会协调发展来看，都要求教育必须始终致力于提高国民素质。高等教育肩负着培养高层次新世纪优秀人才的重要使命，更要着眼于提高学生的全面素质。现在和今后一二十年我们培养出来的学生，思想道德和科学文化素质如何，直接关系到 21 世纪中国学生的面貌，关系到我国现代化建设战略目标能否实现，关系到我们国家和社会的走向。应该看到，加强医学人文科学教育，本身也是加强和改进高校思想政治工作的重要途径。寓思想教育于人文社会科学之中，潜移默化，学生更易于接受，多年的实践经验已证明了这一点。

其次，加强医学生人文科学教育是医学发展趋势的要求。21 世纪科学的发展，一方面是原有学科分工越来越细，研究越来越专业化，新兴学科将更广泛地与自然科学、社会科学、工程技术学科交叉渗透，呈现高度综合的趋势。为适应这种学科交叉、文理渗透的发展趋势，培养文理结合、能够综合创新的复合型人才，已成为高等教育改革的新目标。比利时根特大学认为，它所培养的人才应该是能看到最不同的科学领域相互联系的人，而这种人应是兼通人文科学和自然科学的内行。英国剑桥大学的专家指出：现代世界理科和文科的裂缝必须用科技人文科学来黏合。以上看法，对高等医学教育是有借鉴意义的。

最后，加强医学人文科学教育，是现代医学发展的特殊需要。在生物医学背景下建立起来的生物医学课程结构，如果不重视人文社会科学教育，就不能满足当代社会保健的客观需要。为适应生物医学模式向生物——心理——社会医学模式的转变，加强医学教育中的预防战略，必须改革现有医学专业课程结构。20 世纪 70 年代以来，国外很多医学院校已经十分重视医学模式的转变，美国的 130 多所医学院校已有 100 多所在向新的医学模式转变，把医学心理学、社会医学等学科列为必修课。英国高等教育委员会 1978 年建议把心理学、社会学、社会医学、行为医学、伦理学和医学法学等各科列为医学院必修课学习计划。日本各医学院规定，每一学生必须修完多达 60 多学分的社会科学和人文科学的课程。韩国同样重视学生的人文素质教育，所有大学课程均有教养课。1988 年 1 月，75 位诺贝尔奖得主在巴黎集会后发表宣言的第一句话是："如果人类要在 21 世纪生存下去，必须回首 2 500 年前的时代，去汲取孔子的智慧。"而我国当前医学教育的现状，已不能适应现代医学科学发展和医学模式的转变。

近几年来，我国高等医学教育不仅面临着医学发展和医学模式转变的挑战，而且面临着市场经济的挑战，新形势下对医学人才的知识结构和综合素质提出了更高的要求。然而，目前我国高等医学教育还存在许多问题：传统课程设置难以适应医学知识体系的拓展，医学模式转变和综合素质的提高还难以落实到教学活动中，只重视知识传授的现象依然存在，只重视专业教育而忽视品德教育的现象比比皆是，由此导致培养的医学生普遍在专业素质和专业素养方面存在着一些弱点。

把人文科学与医学教育相结合是医学教育改革的一个方面，也是医学教育发展的必然趋势。加强人文科学知识教育的目的是为了提高医学生的整体素质，扩展视野和思维，培养学生的综合能力。因此，人文科学在高等医学教育中具有十分重要的作用。

（1）加强人文科学教育，有助于提高医学生的思想品德水平和职业道德水平。大学生处于青年社会化的后期阶段及正确世界观形成的关键时期，要通过马列主义理论的学习，掌握认识世界的科学思维方法，提高对客观事物的认识能力。学生思想水平和道德素质的提高不是孤立的，而必须建立在正确的世界观、人生观、价值观基础上，通过加强人文科学教育，使医学生了解人类文明的产生，人类历史发展的动力，明确如何处理个人、集体、国家利益三者之间的关系，明白什么是道德和职业道德、医师的责任和使命、人生的价值和利益、病人的权利等，搞清这些问题将有助于学生树立正确的世界观、人生观和价值观，培养医学生对工作负责任，对病人热情，对技术精益求精的态度，树立全心全意为人民服务的思想和以礼待人、助人为乐、先人后己的职业道德观。

（2）加强人文科学教育，有助于拓宽医学生的知识面，适应医学模式的转变。新的医学模式要求从生理、心理、社会三个方面考虑疾病的诊断与治疗，从社会环境、生活方式等因素考虑人类的健康与疾病。要达到上述要求，必须学习和掌握社会医学、行为医学、环境医学和医学心理学等人文科学，努力推进医学与人文科学等交叉学科的研究，引入社会科学的方法来解决医学问题，逐步确立新的预防观、大卫生观、大健康观，更好地满足社会经济和卫生事业发展的需要。

（3）加强人文科学教育，有助于提高医学生的综合素质。所谓素质是指人的先天遗传，与在此基础上受环境、教育的影响，并通过自身认识与社会实践而养成的比较稳定的基本心理品质。用通俗的话说，素质又是指集谋生与做人为一体，能主动适应社会发展的身心品质。综合素质就是一个人思想理论、科学文化、技能、心理等各方面的综合水平。

开展人文科学教育，让医学生在浩瀚的人类文化熏陶下，正确认识人与社会的相互关系，正确地把握自我，超越自我，调动主观能动性，促进其生理与心理、智力与非智力等因素全面而和谐地发展，促进人类文化向学生个体心理品质的内化，最终使受教育者的综合素质得到提高。很难想象一个对他人缺乏基本认识和尊重、对社会缺乏责任感的人能有较高的综合素质，更难想象这样一个人能成为治病救人、献身人道主义事业的好医师。

因此，重视和加强医学人文科学教育，无疑将为医学教育改革、医学人才培养，乃至医疗行业精神文明建设和整体素质的提高及医疗卫生保健事业的发展，提供坚实的基础。

二、口腔医学生人文素质的不足及教育思考

现代医学教育对医学人才的综合素质提出了更高的要求。改变我国医学教育"重专业教育，轻人文素质教育"的现状，实现由"以疾病为中心"到"以病人为中心"的转变是时代发展的需要。

人文素质包括人文知识和人文精神，是一个人综合素质的重要体现。以提高综合素质为目的，加强医学生的人文素质教育，是我国医学教育发展的趋势。实践证明：优秀的医学人才不仅需要较高的专业技术水平，更需要具有高尚的职业道德和健康的心理素质，否则就很难适应现代医学模式的发展要求。1981年诺贝尔化学奖获得者罗尔德·霍夫曼教授在谈他的人生经历时说："一个人要想成为优秀的科学工作者，必须具备人文修养。因为，一个科学家只具备自然科学素质，就只能是一个'残缺不全'的人。缺乏人文修养，很容易使人从简单的角度片面地看待世间的一切事务，使自己的事业很难成功，自己的人格也不可能完整。"未来社会的竞争，表面上是科学技术的竞争，实际上是人才的竞争。对一个人而言，学习某种知识是重要的，培养某种才干也是重要的，但更为重要的是学会做人。人才素质主要是由自然科学技术素质和人文社会科学素质构成，两者相互影响，相互促进，如"车之两轮，鸟之两翼"，缺一不可。医学与医学教育只有与人文社会科学相结合，并接受其社会价值导向，才能培养出医学生关注现实、关爱生命、关怀平民的医学人文态度。

医学发展的历史证明，没有良好的、深厚的人文社会科学知识，就不可能有医学上的卓越成就。失去人文精神的医学至少会导致两个严重的后果，一是医学本身会朝着与其目的相反的方向发展，变得越来越不关心人；二是人文医学发展的滞后会成为医学科学整体化趋势的瓶颈。只有向医学注入某种人文精神，让医学更关心人，对人注入更多的爱，医学才能走出自己的阴影，打破困住自己的围墙。当今医学科学发展的一个显著特点是：医学科学与人文社会科学相互渗透，趋向融合。其实，医学的本质属性就包含着人文性，它是研究人并最终服务于人的科学。它与人类的生命、健康、幸福、安危及社会文明进步密切相关，是多门自然科学和人文社会科学高度综合的复合体。医学的发展也要求人文社会科学为自己的发展创造出和谐的人际环境和文化环境。医学生的人文素质教育就越来越成为医学教育的重要内容。

长期以来，我国的医学教育过分注重学生的专业知识教育而忽视人文素质教育，突出知识的积累，轻视能力培养。由于人文知识的缺乏，部分医学生追求物质享受，只讲实惠，不讲精神。由于在社会历史、现实人生、医学史和人际关系方面缺乏系统的学习，部分医学生整体文化素养有所下降，性格孤僻，心胸狭窄，自控能力差，语言文字表达能力差，医德修养等方面表现不佳。对待患者缺少同情心，表现出冷漠、无所谓和不负责任。医学研究的服务对象是人，职业的崇高性决定了医学生必须是一个人性丰满的大写的人。否则，关爱人，抚慰人，尊重人，都会因人文素质的缺乏而化为空谈。

现代医学教育主张在更高层次上把人作为一个整体来认识，从生物学、社会学、心理学及人文学等诸多学科考察人类的健康和疾病，认识医学的功能和潜能，从而对医学生的综合素质提出了新的要求。

近几十年来，我国的医科院校大多数是单独办学。在以学科为中心的课程体系中，人文社科课程设置较少、专业课程繁重，使得医学生片面追求生物医学的知识、理论和技能，忽视了生物医学的伦理、社会和审美价值，严重制约了他们人文素质的培养和提高。这与国际医学教育是脱节的。有关研究表明，我国医学院校的人文社会科学课程学时大约占总学时的8%，而国外医学院校医学课程基本上是由自然科学、社会人文科学、医学三大类组成，其中人文医学类课程占总学时的比例，以美国、德国为多，达20% ~ 25%，英国、日本为10% ~ 15%。对比来看我国医学院校的人文社会科学类课程比例偏低。人文学科在培养学生树立正确的世界观、人生观，建立正确的思维方式和较强的思维能力方面功不可没，因此，医学教育要将医学、自然科学和与之相对应的人文社会科学课程贯穿于教学的全过程之中。在课程设置上，增设人文类选修课，如社会学、行为学、历史学等，增加与医学交叉形式的边缘学科课程，如医学哲学、行为医学、医学逻辑学、口腔审美学等，定期举办文理交叉渗透的专业讲座，逐步建立起系统的具有医学特色的人文社会科学课程体系。但要注意避免出现形式主义，如盲目追求人文社科类课程在总课程中的比例，课程讲授只是进行概念性介绍等。因为人文素质教育绝不是让学生记住几个历史事件、几本名著的名称，而是教育学生把一种科学方法、坚韧不拔的毅力、较高的文化陶冶内化于心中，外在表现为一种能力，一种人生态度。要全面培养医学生良好的人文素质和完善的人格品质，使之成为既有竞争意识，又有协同合作精神，既具有专业技术能力，又能体现人文精神的医学人才。

我国医学院教授人文社科的教师多数缺乏医学知识与人文社科知识渗透的知识结构，或对医学知之不多，或对人文社科了解不深。师资队伍通常按照"两课"的模式配备。有的教师没有接受过教育学、心理学、教学法等方面的系统学习，还有的教师缺少医学伦理及计算机应用方面的知识，教学过程中或忽略科学素质的内涵，或不重视人文素质教育，教师的知识结构、学历层次等不能很好地满足现代医学模式的要求。是否配备素质优良的人文社科类教师，是医学院校人文素质教育能否成功的关键所在。因此，配备各方面的师资力量，拓展教师的视野，加强教师综合素质培养，已成为迫切需要被解决的问题。学校可以通过各种渠道引进和挖掘校内外人文素质教育人才，合理组建人文社科类教师队伍。对现有从事人文社科教学的教师，通过主讲导师制、外出进修、校内集体备课以及跟班听课等途径提高其业务水平，以达到胜任人文素质教育的目的。

如果说专业学习有赖于专业实践，那么人文知识的教授、人文精神的塑造、综合素质的提高则有赖于积极的生活积累和行为养成。学校应当进一步地改革和更新教育方法、教育思维，探讨如何以更加生动的形式来进行人文素质教育，将人文素质教育与当前的社会实际结合起来。现代医学模式要求医学生广泛关注环境、关注社会、关注心理，达到生理、心理和社会的完善与和谐。目前，人们对医疗的需要已转向康复治疗、心理治疗、健康教育、老年性疾病和退行性疾病的预防保健等医疗服务上。社区医疗服务是人们对医学发展的需求。在未来社会里，将有近二分之一的医学生成为社区医疗服务人员。学校可以有计划、有目的地组织学生深入社会、深入社区，通过一系列的社会实践，使学生能够在耳闻目染中亲身感受和体验人文精神，提高社区工作能力，掌握处理社区卫生问题的技能，达到"学会认识、学会做事、学会生存、学会共处"的目的。从某种意义上讲，来自社会实践的人文素质教育，与校园中单向传输的教育效果相比较，前者更具深刻性、持久性和丰富性。

医学的发展要求医学生不但要应用自然科学的方法来研究问题，而且要应用社会科学和人文科学的方法来解决医学问题和保健服务问题。这种对医学人才的知识结构、能力结构和素质结构的复合型要求表明，加强口腔医学生人文素质教育势在必行。

三、青年教师也应注重人文素质的培养

新世纪对医学教育提出了新的要求，素质教育成为当前的重点工作，进一步对教书育人提出了更高的要求。提高教师的人文素质，尤其是医学院校的青年任课教师的人文素质，是实施素质教育，做好教书育人工作的有效途径和有力保证。

教育必须面向未来。21世纪是高科技发展的时代，也将是世界经济竞争更加激烈的时代。现代科学的发展带来了一系列社会问题，如资源危机、环境污染、生态失衡、人们心理压力增加和道德滑坡。同时，在激烈的经济竞争中，由于利益的驱使，物质生产和生活水平的提高与社会精神文明的衰落之间的对立越来

明显。这些问题和矛盾不能仅仅依靠科学技术来解决，应该依靠精神文明的建设，以提高个人的整体素质和道德水平为准绳来解决。在教育中，我们需要改变以教学为中心的教育思想，并建立教与学相互促进、相互融合的教育理念。面向 21 世纪的素质教育是让学生了解如何做人，如何做事和如何思考，而不仅仅是要学习有用的知识，同时还要强调将知识融入人和事物的生活实际中。随着科学技术水平的不断提高，如何弘扬人文精神、提高人们的人文素质已成为当今世界的重要议题。

联合国教科文组织在"面向 21 世纪教育国际讨论会"的主题报告中曾指出：工业化导致越来越多的人受到损人利己动机的驱使，对为社会服务和树立社会利益的责任感越来越没有兴趣，恢复具有早期时代特征的价值观已势在必行。因此提出了"学会关心""关心他人""关心社会和国家的利益""关心地球上的生存条件"等，实现从为了自己而学习向为公众利益而学习的转变。从整体上来看，人文科学教育能使整个民族获得丰富的文化内涵；从医学生的角度来讲，人文科学教育能全面提高医务人员的医疗质量的服务水平。忽视人文素质教育，必然导致整个社会庸俗化。因此，对以教书育人为己任的医学院校教师来说，怎样提高自身的人文素质已经成为必须要面对的问题。特别是近几年来，我国的高等医学院校正处于新老教师交接的时期，20 世纪五六十年代毕业的老一辈经验丰富的教师逐渐退出教学第一线，一批接一批的青年教师不断走上医学院校的讲台，这些青年教师大部分学历层次高，知识新，计算机和外语水平高，思想活跃，接受新事物快，改革意识强，富有开拓创新精神。但作为为人师表的教师，如果缺乏人文素质，特别是缺乏对中国文化历史知识的了解，又怎能提高学生的人文素质呢？一部分青年教师受极端个人主义的影响，一切向钱看，心理承受能力差，一遇到挫折就萎靡不振甚至自杀逃避，不能适应新世纪科技和社会发展的要求，不能适应培养具有全面素质，特别是具有较强的创造才能、应变能力和人文精神的人才需要，难以承担新世纪教书育人的重任。

在对医学生进行教育的同时，青年教师要适应大卫生观念的转变，就必须树立科学教育与人文教育并重的教育观念，把科学教育和人文教育结合起来。在科学教育中注入人文教育内容，以人文教育为科学教育启示方向，使科学永远为人类谋福利，为优化人类的生存状态而发展。教师要履行好教书育人的职责，就必须转变教育思想，树立科学教育与人文教育并重、做人与做事相结合的教育观念，通过专业教学加强对学生进行世界观、人生观、价值观教育，与人文教育有机地结合起来。

加强青年教师的人文素质应注意：一是在青年教师中大力倡导拓展知识层面、加强人文素质修养的风气，营造积极良好的校园文化氛围；二是学校努力创造条件，积极组织青年教师开展各种人文活动；三是尽可能争取一些机会选派积极上进的青年教师参加各种人文专门化培训班，有目的地提高人文素质；四是注重培养全科青年教师，及时补课，加大师资培训的力度；五是要发挥人文教育基地的作用，倡导攻读双学位，利用各种现代化教育手段汲取人文知识；六是身体力行，使人文知识在实践中内化为人文素质。人文教育不仅要学习人文知识，还要以培养人文精神为目标。

总之，学习人文知识并不等于具备了人文素质，教师要努力构建合理的知识结构，并应用于教学之中。人文知识要内化成素质，还要通过社会实践锻炼，将所学的知识内化为做人的基本品质和基本态度。社会实践是进行人文素质教育的有效途径，医学院校的青年教师可利用自己的专业优势进行社会实践与锻炼，在实践中受到感化，最终使自己的人文素质得到提高，人文精神得到升华。

第四节　口腔医学教育应重视学生心理素质的培养

医学院校的主要任务是培养合格的医学人才。越来越多的事实表明，要成为合格的医学人才，心理健康是必备的基本素质之一。

一、医学生心理卫生现状及主要心理困扰

近几年，高学历、高薪金的职业已成为众多大学生追求的目标之一。随之而来的是巨大的压力和激烈的竞争，这对大学生的心理健康已构成了巨大的威胁。国内许多调查研究结果表明：大学生中有 10% ~ 30% 的人存在心理问题。概括起来目前我国大学生的心理困扰主要有以下方面。

（一）学习工作中的困扰

据相关报道，2000 年到大学心理咨询与生活指导中心的 180 名咨询者中，有 72% 的咨询者涉及了学习困难的问题。有的感到学习负担重、学习费力。许多人自诉学习刻苦用功，但成绩却不佳，于是对大学的学习与考试充满恐惧（如考前睡眠障碍等），从而造成巨大的心理压力；有的（主要是新生）不能很快进入角色，难以适应大学的学习方式；少数学生对专业不感兴趣，学医完全是父母的意愿；有的对所学专业不甚了解，对专业前途不乐观，产生厌学情绪，等等。

（二）恋爱与人际交往的困扰

在 180 名咨询者的近 400 个问题中，32% 的问题属于此类。正处于青春期的大学生对异性、爱情充满向往。然而生理成熟与心理不成熟的矛盾，致使他们一方面是对爱的渴望与追求，另一方面却又是对爱的困惑与迷误。情感压力使得他们痛苦不堪，以致出现心理失衡。青年期是人际交往的高峰期，但在被誉为"天之骄子"的大学生群体中却不乏忧郁寡欢的孤独者。他们中有的个性内向、自卑；有的不善交际，不知如何与周围的人相处；有的自我意识太强、敏感多疑，不能与周围的人和谐共处。

（三）经济、亲友方面的困扰

突出体现在家庭经济拮据给学生带来的思想负担与实际困难上。医学院校的学生一年要交纳学费约 5000 元，再加上在校的生活费，一年至少需要花一万元的费用。这巨大的经济压力对某些农村学生和家庭经济比较拮据的学生来说，是相当沉重的负担。部分贫困生不能以积极的人生态度正确看待贫困，于是在贫困的困扰中不能自拔，出现心理失衡。此外，家庭不和、亲友患病或死亡等客观事件，常常也是造成医学生感到痛苦不堪，不能集中精力学习的原因之一。

二、造成医学生心理困扰的原因分析

（一）生理因素

青春期是人的一生中生理与心理发生巨大变化的阶段，心理学家们称之为"狂飙期"（storm-and-stress period），以此来形容这一阶段上心理特点的强烈性、敏感性和不稳定性。大学生这一年龄段处于青春后期，生理的发育还在进行，身高体型还在变化，第二性征还在加强，这些都是医学生特有心理问题的生理基础。根据心理咨询与生活指导中心来访者的情况来看，大多数医学生的心理困扰都与青春期的生理变化有着密切的联系。如有的医学生生理的早熟或晚熟，带来的心理困扰往往是造成与大多数正常群体人际交往上的困难。早熟者感到周围人群很幼稚，不能理解自己；晚熟者思维简单、生活不能自理，很难适应大学生活。再有，医学生因恋爱引发的种种心理困扰，看似属于社会交往的范畴，其实与青春期的生理、心理特点都有着直接的关系。

（二）思想因素

经过高考选拔的医学生进入大学校园后，依然面临学习的巨大压力，特别是新生，他们都是中学时代的尖子，来到人才荟萃的大学后，不少人学习上的优势被削弱，学习成绩的重新排序使他们从中学时代的"优等生"变为大学时代的"普通生"，这种地位变化越大，心理落差越大，失落感也就越强烈。与此同时，多姿多彩的社会生活、多元化的社会思潮又吸引了他们的视线，于是在学习与成才的矛盾中，在有限的精力与无限广阔的社会生活空间的矛盾中，在一成不变的生活与瞬息万变的社会生活的矛盾中，在成熟与幼稚的矛盾中他们会迷失自己，感到迷茫与彷徨，对学习、出路、爱情存有疑虑。

（三）环境因素

对医学生影响最大的环境因素首先是家庭。家庭对医学生的性格、生活方式和行为习惯有重大影响。家庭的自然结构、人际关系和教育方法对他们的成长都有不同的心理影响。通常，整个家庭中和谐的人际关系以及适当的教育方法会对家庭成员产生积极的心理影响，反之亦然。其次，学校环境也是影响医学生心理健康的重要因素。医学生在上学时期是生理和心理迅速发展和成型的重要时期。学校在向学生提供知识的同时，还要教会学生如何做人。

三、大学生心理健康教育的途径和方法

心理健康教育已在各高校广泛开展起来，发挥着越来越重要的作用。要使心理健康教育真正落到实处，取得成效，还应采取积极、有效的措施。具体说来，大学生心理健康教育的途径和方法主要有以下四个方面。

（一）创建有利于大学生心理健康的校园环境

大学生的心理健康与校园环境息息相关。优美的环境、积极的氛围和丰富的文化活动会使学生感到轻松、充实和充满活力。而恶劣的校园环境会带来负面影响，并阻碍大学生的发展。因此，营造良好的校园环境是促进大学生心理健康的重要环节。校园环境包括：校园自然环境、人文环境，生活环境和娱乐环境。校园自然环境是指校园布局、园林绿化、建筑物、各种装饰、宣传材料等。美丽、干净、文明、和谐的环境可以让人们感到快乐，并给人以充满生机、活力、向上的感觉。

（二）积极促进心理咨询工作

在推进心理健康教育的过程中，心理咨询受到了越来越多的关注，成为心理健康教育最有效的途径之一。所谓的心理咨询是指通过运用心理理论和方法，通过提出心理咨询问题，从而达到改善心理健康和促进人格发展的过程。高校心理

咨询的内容非常广泛。总而言之，有两个关键方面：第一个方面是关于发展咨询服务，即帮助学生更好地了解自己，发展长处，避免弱点，从而发展潜力，提高自我，提高学习和生活的质量，进而有能力追求更高、更好的发展目标；第二个方面是关于心理障碍的咨询，即帮助患有心理障碍和精神疾病的学生克服障碍，减轻症状，缓解心理问题并逐渐恢复心理平衡。所以，高校必须建立心理咨询中心和心理咨询诊所，对大学生进行心理调查和测验，并向大学生提供心理健康档案。

（三）开设心理健康教育课程和专题讲座

心理健康教育已逐步发展成为一个相对独立的学科，具备了专门的研究对象、研究方法、理论基础和社会功能。因此，开设心理健康教育课程及相关专业讲座也是实现大学生心理健康的重要途径之一。在教育过程中，我们需要在课堂中提供心理健康教育课，系统地教授心理健康知识，使学生了解心理发展规律和心理健康变化，掌握自身情绪的调节。了解人际交往、增强社会适应能力、建立良好的人格是引导大学生健康成长的重要手段，也能满足大学生的自我教育要求。

（四）使用一系列适当的渠道，广泛传播心理健康知识

在现实生活中，尽管大学生有许多矛盾和困惑，但他们寻求帮助和解决心理问题的意识并不强，自我调节的能力也相对较弱。这通常是由于对心理健康的认识不足以及心理健康知识缺乏造成的。因此，学校应在大学生中广泛传播心理健康知识，加强集体活动中心理健康的训练，使全体大学生都可以进行心理健康训练，营造良好的学习和生活氛围。从心理上唤醒大学生的心理意识，进而优化心理素质，改善心理健康，增强心理素质，以提高自我适应能力。高校还可以通过学校网络和展示媒体，例如商店橱窗、广播、学校杂志和布告栏来普及心理健康的相关知识。同时，应有计划地开展心理健康"测试日"和"宣传周"之类的活动，以增加宣传并创造更好的教育环境。

四、医学生心理健康的自我维护

青年学生心理障碍的表现形式多样，原因复杂。但是，无论是哪种心理障碍或原因，大学生只要能够接受正确治疗并增强自我心理调节能力，并根据特定的心理健康标准，采取必要的自我调节措施，并从根本上纠正不良的心理问题，就可以达到心理的平衡、减轻心理负担并消除心理障碍的目的。在这方面，笔者想提出以下几个建议。

（1）建立正确的人生观，注重意志锻炼和道德的提升。为了能够过上良好的生活，一个人需要坚强的精神支柱。对于青年学生来说，有必要对生活有正确的看法、信念和观点。正确的生活观和道德责任感将指导大学生的精神生活。青年学生对生活有着精确而崇高的看法，并且有雄心勃勃的抱负，能够在新的校园生活和复杂的社会环境中正确认识自己并正确对待他人，能够正确面对内心的各种矛盾和冲突，了解自己的生活目标和方向，并努力实现理想和抱负。青年学生还需要加强自己的意志力，学会适当地处理学习和生活上的困难，学会自己去创造良好的生活环境，还要遵守纪律，并且要严于律己。

（2）明确学习目标，克服不良的虚荣心。学生需要明白的一个道理就是：学习的目的是让自己懂得如何做人，掌握做人的真本事，学习成绩的排名只是其次，虚荣心是最不可取的。如果其他人比你学习好，那是好事，你可以向别人学习，虚心求教，大家共同进步。如果只是一味地攀比，心里就会一直不平衡，人的心胸也就会变得狭隘，影响以后的生活和工作。

（3）多进行社会实践，从社会中学习知识。社会是复杂的，青年学生的最终归宿就是走向社会，为社会的发展贡献自己的一分力量。因此，大学生在上学期间就应该多接触社会，体验社会的丰富多彩，只有这样才能在毕业以后更好地适应社会的节奏和要求。大学的学习也不应该仅仅局限于书本中，社会也是很好的大学，在这里学生能学到很多在书本上学不到的知识和能力，能帮助他们开阔眼界，提高心理素质。

（4）讲究用脑卫生。大脑是聪明才智的基地，也是心理健康的基础。大学生活是紧张而愉快的，学习任务是繁重的，每个学生都要安排好自己的学习、生活和娱乐。既要多动脑，又要科学用脑；既要完成学习任务，又要有培养自己的多种业余爱好和广泛的兴趣，不断陶冶情操，提升心理健康水平，在德智体美各方面取得全面的发展。

（5）正视现实，承认差距。优胜劣汰是生物界进化的基本规律，也是社会生活中存在的普遍现象。青年学生一定要正视现实，承认差距，不要怕竞争，不要怕失败。古人云："知耻近乎勇。"认识到自己的愚昧常需要有超越聪敏者几倍的毅力和勇气，承认"我不知道"，也是创新的一个先决条件。当前遇到的烦恼，仅仅是刚开始领略人生的滋味，如果没有思想准备，今后会陷入更加痛苦的境地。

（6）保持良好的情绪状态。青年学生不仅需要培养良好的情绪，而且还应善于控制自己的情绪和情感，有意识地参加各种社会和文化活动，增强人际交流，多进行思想和信息沟通，还要学会控制自己的情绪，加强自我防卫的心理机制，锻炼挫折和耐受能力。面对生活中遇到的困境，要保持冷静和理智，用理智的情绪来对抗恶劣的情绪，从而保持自己情绪的稳定与健康。

（7）注意思维能力和技巧的训练。一个人是聪明还是愚昧，这不仅仅来自先天的天赋和智力，最重要的还是自身能力和潜力的开发，如果我们能采取正确和积极的思维方式，那么即使是先天智力不足的人也能展现出天才的一面。所以，青年学生要想取得好的学习成绩，靠盲目地学习是不行的，还要注意对思维技巧的训练，多学习一些有助于开发心智的心理学知识。

（8）养成良好的生活习惯。良好的生活习惯无疑可以促进心理健康。青年学生应养成良好的生活习惯，不要吸烟或饮酒。每当在学习和生活中遇到挫折时，我们都应积极寻求其他有效的方法来摆脱和解决问题，不要试图依靠烟酒等不良嗜好的暂时刺激来忘却烦恼。

（9）加强对性心理和性生理知识的学习。青年学生需要增强对性生理和性心理知识的学习，正确理解和解决青少年性发育引起的各种心理和生理变化，建立正确的性文明、性道德观念，加强法制观念，促进身心健康，减少性无知和性犯罪，正确对待爱情和事业之间的关系，正确解决爱情和婚姻问题，学会合理约束自己的行为。

（10）建立良好的人际关系。良好的人际关系对年轻学生的智力发展和心理健康具有非常重要的影响。大学生应该正确处理与同学、老师之间的关系，并以健康和积极的态度，与他人建立积极的关系。

总而言之，青年学生要善于从自己的思想和认知上做出正确的反思和处理，这样才能在心理上逐渐消除各种不适应的症状。如果任其发展，后果将是严重的。希望青年学生能够真正关注心理健康问题，能够自觉维护和调节自己的心理，从而培养健康良好的心理素质，成为新时代中国特色社会主义事业的建设者和接班人。

参考文献

[1] 白玉兴，胡昊. 口内直接扫描技术的研究进展 [J]. 中华口腔正畸学杂志，2014，21（1）：40–42.

[2] 董丽，梁正，李芳. 数字化技术在口腔医疗中的应用 [J]. 山东医药，2011，51（49）：117–118.

[3] 杜乐容. 牙齿过度磨损修复探讨 [J]. 重庆医学，2002，31（4）：290–291.

[4] 杜永涛，王晓影，张聪，等. 3D 打印技术在全瓷冠修复中的应用 [J]. 哈尔滨医科大学学报，2015，49（1）：76–79.

[5] 郭克熙，杜莉. 磁性附着体衔铁耐腐蚀性能的研究进展 [J]. 临床口腔医学杂志，2007，23（5）：315–317.

[6] 郭吕华，康博，魏娟，等. 种植体磁性固位下颌覆盖总义齿的应用 [J]. 口腔颌面修复学杂志，2002，3（4）：235–237.

[7] 郭吕华，魏娟，孙德文，等. 纯钛铸造可摘义齿的临床应用 [J]. 广东牙病防治，2004，12（3）：187–189.

[8] 韩静，吕培军，王勇. 可摘局部义齿支架的计算机辅助设计与快速制造技术 [J]. 中华口腔医学杂志，2010，45（8）：457–461.

[9] 李波，易新竹. 重度牙合磨耗患者牙合重建前后咀嚼效率的测定 [J]. 临床口腔医学杂志，2006，22（4）：249–250.

[10] 李勇，张飚，黄奇容，等. 选择性激光熔融技术成形牙科钴铬合金性能的初步研究 [J]. 口腔医学研究，2012，28（8）：815–817.

[11] 林云红，汪厚希，李本光. 烤瓷修复体修复重度咬合磨耗后的咀嚼效能 [J]. 口腔颌面修复学杂志，2002，5（2）：101–102.

[12] 刘霜，魏强，李长义等. 口腔修复用钛锆铌锡合金的机械性能评价 [J]. 口腔颌面修复学杂志，2009，10（5）：298–300.

[13] 刘威，刘婷擦，廖文和，等. 选择性激光培熔钴铬合金成形工艺研究 [J]. 中国激光，2015，（5）：63–70.

[14] 刘玉华，孙樱琳．固定义齿修复材料对 MRI 图像的影响 [J]．现代口腔医学杂志，2005，19（6）：588-589.

[15] 牟雁东，杨小民，樊瑜波．附着体义齿与卡环可摘局部义齿咀嚼效率研究 [J]．实用医院临床杂志，2007，4（2）：38-42.

[16] 宁佳．数字化技术在口腔修复的应用 [J]．继续医学教育，2015，29（3）：91-93.

[17] 齐佳妮，兰晶．磁性附着体在种植全口覆盖义齿中的应用进展 [J]．国际口腔医学杂志，2014，2：191-194.

[18] 乔纪兰，王昉，江助子，等．纯钛支架义齿与钴铬合金支架义齿修复效果的比较 [J]．现代口腔医学杂志，2009，23（3）：279-281.

[19] 热依拉，艾克兰木．不同牙合垫治疗颞下颌关节紊乱病的临床疗效研究 [D]．乌鲁木齐：新疆医科大学，2013.

[20] 石旭旭，常靓，邹高峰．金属基底冠边缘的适合性：2 种制作方法比较 [J]．中国组织工程研究，2014，18（25）：4014-4019.

[21] 苏庭舒，孙健，陈丽萍．口内数字化印模扫描重复性的研究 [J]．口腔颌面修复学杂志，2014，15（5）：291-296.

[22] 孙敏利．铸造支架活动义齿治疗牙列缺失的分析 [J]．吉林医学，2013，34（20）：4093-4094.

[23] 汪厚希，丁仲鹃，林云红，等．种植磁附着体在全口义齿修复中的临床应用 [J]．华西口腔医学杂志，2005，23（6）：515-517，521.

[24] 王淑范，宋长辉，杨永强．数字化牙科修复体的快速制造技术及其进展 [J]．材料研究与应用，2012，6（2）：92-95.

[25] 王秀珍．铸造支架活动义齿修复牙列缺损疗效观察 [J]．基层医学论坛，2013，17（11）：1485-1486.

[26] 王燕一，刘洪臣，周继林．不同人群不同咬合状态颞下颌关节紊乱综合征的发病特点 [J]．北京口腔医学，1997，（5）1：37-40.

[27] 王贻宁，于皓．计算机辅助设计与计算机辅助制作技术在口腔修复中的应用 [J]．国际口腔医学杂志，2008，35（3）：344-346.

[28] 吴琳．可摘局部义齿支架计算机辅助设计与制作的初步研究 [D]．沈阳：中国医科大学，2006.

[29] 吴素然，张钊，袁硕，等．CAD/CAM 纯钛和铸造纯钛与瓷结合强度的对比研究 [J]．实用口腔医学杂志，2015，31（3）：32-330.

[30] 武剑，阮世红，彭绩，等.钛合金铸造支架可摘局部义齿临床疗效观察[J].东牙病防治，2007，15（9）：420-422.

[31] 肖云鹤，王妍，何爱娥，等.纯钛铸造支架可摘局部义齿的临床应用对比研究[J].临床口腔医学杂志，2013，29（9）：550-552.

[32] 杨永强，刘洋，宋长辉.金属零件3D打印技术现状及研究进展[J].机电工程技术，2013，42（4）：1-7.

[33] 姚江武.数字化口腔修复概论[J].临床口腔医学杂志，2016，32（1）：50-53.

[34] 伊哲，郝玉全，吴琳等.钯银合金与钴铬合金的机械性能及金瓷结合强度比较研究[J].中国使用口腔科杂志，2012，5（6）：354-357.

[35] 赵信义.口腔材料学.北京：人民卫生出版社，2012.

[36] 赵信义，施长溪，陈萍.4种义齿基托树脂力学性能比较[J].实用口腔医学杂志，2003，19（6）：550-553.

[37] 赵雪竹，刘玉华，徐军，等.磁性附着体的衔铁对磁共振成像的影响[J].北京大学学报：医学版，2010，42（1）：67-73.

[38] 诸森阳，蔡玉惠，戴宁，等.可摘局部义齿铸造支架铸型CAD/CAM技术的临床初步应用研究[J].口腔医学，2009，29（3）：126-129.